Divya Uppala
Uma Devi K.

Identificação e quantificação de citomegalovírus na saliva

Divya Uppala
Uma Devi K.

Identificação e quantificação de citomegalovírus na saliva

Em pacientes soropositivos e soronegativos para o vírus da imunodeficiência humana (HIV) usando reação em cadeia da polimerase em tempo real

ScienciaScripts

Imprint

Cover image: www.ingimage.com

This book is a translation from the original published under ISBN 978-620-7-84478-4.

Publisher:
Sciencia Scripts
is a trademark of
Dodo Books Indian Ocean Ltd. and OmniScriptum S.R.L publishing group

120 High Road, East Finchley, London, N2 9ED, United Kingdom
Str. Armeneasca 28/1, office 1, Chisinau MD-2012, Republic of Moldova, Europe
Printed at: see last page
ISBN: 978-620-8-13063-3

Índice

INTRODUÇÃO

Introdução / Antecedentes

As lesões orais são uma manifestação comum da infeção pelo vírus da imunodeficiência humana (VIH), sendo que até 90% dos doentes infectados pelo VIH desenvolvem uma lesão oral durante o curso da sua doença pelo VIH[1] . Estas lesões orais são frequentemente um achado precoce na infeção por VIH e são marcadores úteis da progressão da doença e da imunossupressão.[2]

As doenças orais mais comuns relacionadas com o VIH incluem candidíase, gengivite, pigmentação intra-oral, periodontite, leucoplasia pilosa oral, úlceras, sarcoma de Kaposfs, linfoma não Hodgkins, doenças das glândulas salivares, incluindo xerostomia e sialadenite[3, 4]. As infecções oportunistas desempenham um papel importante nos doentes imunocomprometidos. Entre os agentes patogénicos oportunistas virais, o grupo do herpes humano (HHV) tem sido implicado em várias lesões orais[5] . No grupo HHV, o Citomegalovírus (CMV) da subfamília Herpesvirinae foi o menos estudado. Embora a maioria das infecções por CMV seja assintomática, certos grupos de doentes correm um risco acrescido de desenvolver doenças graves. Este vírus continua a ser a principal causa de infeção viral congénita e uma causa significativa de infecções adquiridas por transfusão em doentes imunocomprometidos. Contribui frequentemente para a morbilidade e a mortalidade dos receptores de transplantes de órgãos, bem como dos indivíduos infectados **pelo VIH**[5,6,7] . Pensa-se também que a infeção por CMV acelera a evolução da doença por VIH para a Síndrome de Imunodeficiência Adquirida (SIDA). A doença por CMV ocorre tipicamente quando o vírus latente é reativado em doentes com SIDA com células CD4 inferiores a 100[28] .

O CMV é um agente patogénico bem conhecido que causa várias perturbações sistémicas. Um diagnóstico tardio pode levar a complicações, incluindo retinite por CMV, pneumonia, hepatite, encefalite e leucopenia, sendo a **retinite por CMV** a manifestação mais frequente[11] .

Estudos efectuados no nosso centro relataram uma percentagem significativa de úlceras em pessoas imunocomprometidas, sendo algumas herpéticas e outras aftosas e as restantes de origem não específica[3] . Tem sido postulado que o CMV desempenha um papel importante na patogénese das ulcerações do trato mucocutâneo e gastrointestinal e causa disfunção das glândulas salivares[26] . Poucos estudos relacionaram o papel do CMV com as suas manifestações intra-orais, sendo a mais comum a formação de úlceras orais não específicas. Clinicamente, as úlceras associadas ao CMV não são específicas e envolvem tanto os tecidos queratinizados como os não queratinizados. Microscopicamente, em determinadas alturas, podem ser observados corpos de inclusão citomegálicos típicos[7] . Embora existam poucos estudos em que o CMV foi detectado em úlceras da região mucocutânea, não existem evidências documentadas que relacionem a carga viral com úlceras não específicas da cavidade oral. Assim, este estudo tenta verificar a eficácia das técnicas normalmente utilizadas, como a Reação em Cadeia da Polimerase (PCR), como ferramenta de diagnóstico. Uma vez que o CMV se manifesta normalmente como retinite por CMV, este critério foi utilizado para selecionar este grupo de estudo. Para aumentar a precisão e a sensibilidade do estudo, foi utilizada a reação em cadeia da polimerase (PCR) em tempo real como ferramenta de diagnóstico, uma vez que demonstrou ser rápida e eficaz no diagnóstico de doenças oculares relacionadas com o CMV[51] .

Os esforços de correlação entre as úlceras intra-orais não específicas, o período de tempo até ao desenvolvimento da retinite por CMV e a deteção da carga viral por PCR em tempo real em doentes comprometidos podem ajudar a diagnosticar e a iniciar medicamentos antivíricos adequados no momento certo, evitando assim que a doença atinja fases avançadas que têm frequentemente consequências fatais[13,14] .

OBJECTIVOS E METAS

OBJECTIVOS DO ESTUDO:

1. Avaliar e quantificar o transporte de citomegalovírus (CMV) em doentes seropositivos e seronegativos para o VIH através de PCR em tempo real para a sequência da região de transformação morfológica do CMV *(mtr* II)
2. Correlacionar a sua presença com achados orais.

HIPÓTESE:

Os doentes seropositivos para o VIH têm um nível mais elevado de antigénio do CMV na saliva.

MATERIAIS E MÉTODOS

CONCEPÇÃO DO ESTUDO:

Um estudo transversal para detetar e quantificar o CMV em saliva não estimulada de indivíduos seropositivos e seronegativos para o VIH utilizando a técnica quantitativa de PCR em tempo real para a sequência da região de transformação morfológica do CMV *(mtr* II).

GRUPOS DE ESTUDO:

Grupo I: grupo de estudo (n = 5)

Doentes seropositivos para o VIH diagnosticados com retinite por CMV e/ou úlceras orais inespecíficas

1. Seropositividade ao vírus da imunodeficiência humana confirmada por Western Blot/ELISA

2. Retinite por CMV diagnosticada de acordo com os critérios de diagnóstico recomendados*, de SankaraNetralaya ***Oftalmoscopia indireta e técnica de lâmpada de fenda para casos típicos**

Grupo II: grupo de estudo (n = 5)

Doentes seronegativos para o VIH com diagnóstico clínico de retinite/úlceras orais inespecíficas **CRITÉRIOS DE EXCLUSÃO**

- Os doentes que tomam medicamentos antivirais para tratar a infeção por CMV não foram incluídos no Grupo I nem no Grupo **II***. **(APÊNDICE 1)**

- □ Não foram consideradas as úlceras causadas por traumatismos (mecânicos, químicos ou térmicos) ou em consequência de estomatite herpética

CONTEXTO DO ESTUDO:

Foram recolhidas amostras de saliva dos doentes que frequentam a ala ambulatória do RAGAS - YRG Care, VHS, e do Sankara Netralaya, Vision Research Foundation (VRF), Chennai.

Foram registados os dados demográficos do doente, incluindo o nome, a idade, o sexo, os hábitos, a via de transmissão do VIH, os antecedentes médicos, o hemograma de rotina e a lista dos medicamentos atualmente tomados pelo doente.

Foi obtido um consentimento informado formatado tanto para os pacientes seropositivos como para os seronegativos. Foi efectuado um exame oral minucioso por um cirurgião dentista com formação e os resultados foram registados numa ficha de caso pré-estruturada. Foram recolhidas amostras de saliva dos pacientes, que foram armazenadas a -70° Celsius no Departamento de Patologia Oral e Maxilofacial do Ragas Dental College & Hospital.

A extração de ADN e a PCR em tempo real foram realizadas no Sankara Netralaya, VRF, Chennai

ARMAMENTARIUM:

- Para exame do doente e recolha de amostras
    - Luvas

- Máscara bucal
- Recipientes de recolha de amostras de 50 ml
- Solução salina normal
- Espátula de madeira

Diagnóstico da retinite por CMV por oftalmoscopia indireta/técnica da lâmpada de fenda:

Todos os doentes foram diagnosticados com retinite por CMV por um oftalmologista através do método de fundoscopia indireta com lâmpada dividida ou técnica de lâmpada de fenda, que detecta o descolamento da retina no segmento posterior do olho, que é responsável pela visão.

RECOLHA DE SALIVA:

1. Pede-se aos doentes que tomem o pequeno-almoço às 8 horas da manhã e que se abstenham de comer durante 2 horas. As amostras de saliva são recolhidas entre as 10 e as 12 horas, para reduzir as variações diurnas.
2. Pede-se ao doente que se sente direito na cadeira de dentista, com a cabeça inclinada para a frente, e dá-se-lhe instruções para não falar, engolir ou fazer quaisquer movimentos da cabeça durante o procedimento.
3. No início, pede-se ao doente que engula a saliva eventualmente existente na boca.
4. Depois disso, o doente é instruído a cuspir num recipiente graduado pré-

estéril, de minuto a minuto, durante 10 minutos.

Foram pipetados 5 ml de saliva para análise do CMV e o restante foi armazenado a -70 graus Celsius.

ANÁLISE ESTATÍSTICA:

Os dados foram introduzidos e analisados com recurso ao software SPSS 10.05. O teste do qui-quadrado foi utilizado para verificar a associação entre a resposta ao inventário de xerostomia no Grupo I e no Grupo II. O teste "t" de Studenfs foi utilizado para verificar a diferença média do USFR entre o Grupo I e o Grupo II. O teste "t" de uma amostra foi utilizado para calcular o valor da taxa de filtração de urina a partir do valor de referência. Ap< 0,05 foi considerado estatisticamente significativo.

Técnica laboratorial

Metodologia pormenorizada

□EXTRACÇÃO DE ADN

Método de extração de ADN do kit QIAGEN:

Reagentes:

a) Proteinase K

b) Tampão de lise (tampão AL)

c) Etanol

d) Tampão de lavagem-1 (tampão AW1)

e) Tampão de lavagem-2 (Tampão AW 2)

f) Tampão de eluição (Tampão AE)

Retirar as amostras de saliva do congelador e guardá-las para descongelar até atingirem a temperatura ambiente.

- Colocar 1500 □l de saliva num tubo de microcentrifugação de 1,5 ml.
- Centrifugar durante 5 minutos a 13000 rpm e depois deitar fora 1200 □l do sobrenadante.
- Adicionar 900 □ l de tampão de lise e misturar pelo método de inversão.
- Incubar o tubo durante 5 minutos à temperatura ambiente.
- Centrifugar a 1300 rpm durante 5 minutos e rejeitar o sobrenadante.
- Adicionar 100 □l de tampão de lise para ressuspender o sedimento celular.

Adicionar 200 l de tampão GB ao tubo e misturar em vórtice.

- Incubar a mistura à temperatura ambiente durante 10 minutos até o lisado da amostra ficar límpido. Durante a incubação, inverter o tubo de 3 em 3 minutos.

- Pré-aquecer o tampão de eluição necessário (200 l/amostra) num banho de água a 70 C (para eluição do ADN).

- Adicionar 200 Il de etanol (96-100%) ao lisado da amostra e misturar imediatamente, agitando no vórtex durante 10 segundos.

- Colocar uma coluna GD (um tubo com um crivo) num tubo de recolha de 2 ml.

- Aplicar a mistura total (incluindo qualquer precipitado) da etapa anterior na coluna GD.

- Fechar a tampa e centrifugar a 13000 rpm.

- Adicionar 200 l de tampão GB e centrifugar a 6000 rpm durante 5 minutos.

- Adicionar 400 µl de tampão W1 à coluna GD e centrifugar a 13000 rpm durante 30 segundos.

- Deitar fora o fluxo e voltar a colocar a coluna GD no tubo de recolha de 2 ml.

- Adicionar 600 µl de tampão de lavagem à coluna GD.

- Centrifugar a 13000 rpm durante 30 segundos, rejeitar o fluxo e voltar a colocar a coluna GD no tubo de recolha de 2 ml.

- Centrifugar a 13.000 rpm durante 5 minutos para secar a matriz da coluna.

- Transferir a coluna GD seca para um tubo de microcentrifugação de 1,5 ml limpo.
- Adicionar 100 µl de tampão de eluição pré-aquecido no centro da matriz da coluna.
- Manter à temperatura ambiente durante 5 minutos até que o tampão de eluição seja absorvido pela matriz.
- Centrifugar a 13000 rpm durante 30 segundos para eluir o ADN purificado.
- Armazenar o ADN extraído a - 4 ° C até à sua posterior utilização.

TÉCNICA DE PCR EM TEMPO REAL

A PCR em tempo real é utilizada para amplificar e quantificar simultaneamente uma molécula de ADN específica. Permite a deteção e a quantificação de uma ou mais sequências específicas numa amostra de ADN.

O procedimento segue o princípio geral da reação em cadeia da polimerase; a sua caraterística principal é que o ADN amplificado é detectado à medida que a reação progride em tempo real, sendo o produto da reação detectado no final.

Dois métodos comuns de deteção de produtos na PCR em tempo real são:

1. Corantes fluorescentes não específicos que se intercalam com qualquer ADN de cadeia dupla, e

2. Sondas de ADN específicas da sequência que consistem em oligonucleótidos marcados com um repórter fluorescente que só permite a deteção após hibridação da sonda com o seu ADN alvo complementar.

PRINCÍPIO DA PCR EM TEMPO REAL

Neste estudo, são utilizadas sondas de ADN específicas da sequência marcadas com um repórter fluorescente que só permite a deteção após a hibridação da sonda com o seu alvo de ADN complementar, que é a sonda Taqman.

O ensaio de PCR em tempo real utiliza o princípio Taqman. Durante a PCR, os primers forward e reverse hibridizam com um produto de sequência específico. Uma sonda Taqman, que está contida na mesma mistura de reação e que consiste num oligonucleótido marcado com um corante 3` - repórter e um corante a jusante, 3^ - quencher, hibridiza com uma sequência alvo dentro do produto PCR. Uma Taq polimerase que processa a atividade de 3` - 3^xonucease cliva a sonda. O corante repórter e o corante supressor são separados após a clivagem, resultando num aumento da fluorescência do repórter. Assim, o aumento da fluorescência é diretamente proporcional à amplificação do alvo. (Figura 19)

PARA QUANTIFICAR, EXISTEM DOIS REQUISITOS BÁSICOS:

a) A máquina: Rotor Gene™ 2000/3000

b) Kit de quantificação para o CMV: Geno Sen CMV Real Time PCR Kit

DESCRIÇÃO E CONTEÚDO DO KIT DE QUANTIFICAÇÃO:

O kit de reagentes PCR constitui um sistema pronto a utilizar para a deteção e quantificação do CMV utilizando a Reação em Cadeia da Polimerase (PCR) no Rotor Gene 2000/3000. A mistura principal específica contém reagentes e enzimas para a amplificação específica do CMV e a deteção direta do produto de amplificação específico no canal de fluorescência Cycling A.FAM* do Rotor Gene 2000/3000 e do gene de referência no Cycling A.JOE* **(APÊNDICE 2)**

CONTEÚDO DO KIT DE PCR EM TEMPO REAL CMV

COLOR CODE	CONTEN TS
R 1	CMV supermix*
R 2	Magnesium solution reagent*
CMV S1	CMV standard 1 (1 x 10^5 copies/microlitre)
CMV S2	CMV standard 2 (1 x 10^4copies/microlitre)
CMV S3	CMV standard 2 (1 x 10^3copies/microlitre)
CMV S4	CMV standard 2 (1 x 10^2copies/microlitre)
CMV S5	CMV standard 2 (1 x 10^1copies/microlitre)
W	Molecular grade water
IC 1 (R 3)	IC - 1 (Reagent 3)

As sondas e os primers são concebidos de acordo com a conceção normalizada efectuada pela SankaraNetralaya e adicionados à supermistura.

ETAPAS PRINCIPAIS ANTES DA OBTENÇÃO DOS RESULTADOS FINAIS:

1. A preparação para a amplificação por PCR, que consiste na preparação da pré-mistura, na adição dos padrões ao ADN extraído
2. Colocar os tubos de PCR de 0,2 ml no rotor de 36 poços, programar o ROTOR GENE TM2000/3000 e o ensaio de PCR em tempo real

1. PREPARAÇÃO PARA A AMPLIFICAÇÃO PCR

- Pipetar e colocar 24 microlitros da supermistura CMV, 5 microlitros de solução de magnésio CMV e 1 microlitro de Controlo Interno Reagente 3 em tubos PCR de 0,2 ml

- Pipetar 30 microlitros da pré-mistura assim preparada para cada tubo de PCR rotulado. Em seguida, adicionar 20 microlitros do ADN extraído anteriormente a cada amostra e misturar bem, pipetando-o para cima e para baixo.

Do mesmo modo, devem ser utilizados 20 microlitros dos padrões como controlo positivo e 20 microlitros de água como controlo negativo.

- Fechar os tubos de PCR e transferir os tubos de CMV para o rotor do instrumento ROTOR GENE.

- As versões do software ROTOR GENE requerem a colocação de um anel de bloqueio no topo do rotor para evitar a abertura acidental dos tubos durante o funcionamento.

2. PROGRAMAÇÃO DO ROTOR GENE TM 2000/3000:

O programa de PCR *do RotorGene TM2000/3000* pode ser dividido nas seguintes etapas:

a) Definição dos parâmetros gerais do ensaio e do volume de reação

- Confirme se os tubos PCR utilizados são tubos PCR NO DOMED, clicando na caixa. **(FIGURA I).**

- Clicar nos botões de volume para se certificar de que 50 microlitros são reflectidos na janela. **(FIGURA** 2).

- Em seguida, clique em Seguinte e abrir-se-á uma nova janela.

b) Perfil térmico e calibração

- A programação do perfil de temperatura é feita através da ativação do botão EDITAR PERFIL DE TEMPERATURA na janela seguinte do menu do NEW EXPERIMENT WIZARD **(FIGURA** 3).

c) Perfil de ciclo/ & Ativação inicial da enzima Hot Start

- Primeiro, manter 950 durante 10 minutos **(FIGURA** 4).
- Definição do passo de desnaturação no perfil de ciclagem, ou seja, 95^0 Celsius durante 15 segundos

- Estabelecimento da etapa de recozimento no perfil de ciclo, ou seja,

55^0 Celsius para

20 segundos e definir o canal de aquisição de dados **(FIGURA** 5).

- Configuração da etapa de extensão no perfil de ciclismo, ou seja, 72^0

Celsius para

15 segundos (FIGURA 6).

d) Ciclagem para amplificação de ADN

- Configuração do número de ciclos para 45 ciclos no perfil de ciclos

(FIGURA 7).

e) Ajuste da sensibilidade dos canais de fluorescência

- O intervalo de deteção da fluorescência tem de ser determinado de acordo com as intensidades de fluorescência nos tubos PCR

f) Início da execução do *Rotor Gene^TM.*

3. ENSAIO PCR EM TEMPO REAL:

QUANTIFICAÇÃO:

- A luz emitida pelo corante no estado excitado é recebida por um computador e apresentada num ecrã gráfico, como este, que mostra os ciclos de PCR no eixo X e uma indicação logarítmica da intensidade no eixo Y. **(FIGURA 8)**

INTERPRETAÇÃO DE UM GRÁFICO TÍPICO

O resultado típico de uma análise PCR em tempo real com um sistema de deteção baseado em corantes é um gráfico de amplificação com uma curva para cada detetor. Estes são baseados em sondas coradas com diferentes corantes fluoróforos, como FAM, ROX, CY5, QUASAR 705 e JOE. A sonda corada com FAM indica a presença do agente patogénico na amostra, enquanto a sonda corada com JOE indica uma reação de amplificação correta através da utilização do Controlo Interno de Amplificação (IAC), que permite a deteção de inibidores da PCR, evitando resultados falsos negativos. Uma vez que o nível do sinal de fluorescência é variável consoante o corante, será definido independentemente um valor limite para cada curva. O sinal de amplificação para cada corante será considerado positivo sempre que a curva do detetor ultrapassar o seu valor limiar. Por conseguinte, as amostras serão consideradas positivas (presença do agente patogénico) sempre que apresentarem um sinal FAM positivo. Em contrapartida, as amostras serão consideradas negativas (ausência do agente patogénico) apenas quando o sinal FAM for negativo mas o sinal JOE for positivo.

FLUXOGRAMA DO PROCEDIMENTO DE PCR EM TEMPO REAL

DNA EXTRACTION

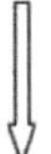

PREPARATION OF THE PREMIX

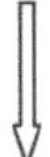

ADDITION OF EXTRACTED DNA AND STANDARD

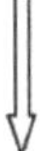

PLACEMENT OF THE PREPARED MIX IN THE ROTOR

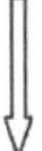

PROGRAMMING THE ROTOR

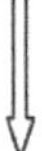

INTERPRETATION OF THE RESULTANT GRAPH

REVISÃO DA LITERATURA

CITOMEGALOVÍRUS - CLASSIFICAÇÃO, SEROPREVALÊNCIA E TRANSMISSÃO

O citomegalovírus (do grego *cyto-*, "célula", e *-megalo-*, "grande") é um género viral de herpes do grupo dos herpesvírus: nos seres humanos é vulgarmente conhecido como CMV ou Herpesvírus Humano 564.

O CMV pertence à subfamília Betaherpesvirinae de Herpesviridae, que também inclui o Roseolovirus. Outros herpesvírus pertencem às subfamílias Alphaherpesvirinae (incluindo o HSV 1 e 2 e a varicela) ou Gammaherpesvirinae (incluindo o vírus Epstein-Barr)[64] . Todos os herpesvírus partilham a capacidade caraterística de permanecerem latentes no organismo durante longos períodos.

As infecções por CMV estão frequentemente associadas a glândulas salivares[64] . A infeção por CMV também pode ser fatal para os doentes imunocomprometidos *(por exemplo,* doentes com VIH, receptores de transplantes de órgãos ou recém-nascidos)

O CMV encontra-se em todos os locais geográficos e grupos socioeconómicos e infecta entre 50% e 80% dos adultos, como indicado pela presença de anticorpos em grande parte da população em geral[65] . A seroprevalência depende da idade: 58,9% dos indivíduos com idade igual ou superior a 6 anos estão infectados com CMV, enquanto 90,8% dos indivíduos com idade igual ou superior a 80 anos são positivos para CMV. O CMV é também o vírus mais frequentemente

transmitida a um feto em desenvolvimento.

A infeção por CMV está mais disseminada nos países em desenvolvimento e em comunidades com um estatuto socioeconómico mais baixo e representa a causa viral mais significativa de defeitos congénitos nos países industrializados[66] .

PATOGENESE

A maioria das pessoas saudáveis que são infectadas pelo CMV após o nascimento não apresenta sintomas[64] . Algumas desenvolvem uma mononucleose infecciosa/síndrome semelhante à febre glandular, com febre prolongada e uma hepatite ligeira[67] . Após a infeção, o vírus permanece latente no organismo durante o resto da vida da pessoa. A doença manifesta raramente ocorre, a menos que a imunidade seja suprimida por medicamentos, infeção ou idade avançada. A infeção inicial pelo CMV, frequentemente assintomática, é seguida por uma infeção prolongada e inaparente, durante a qual o vírus reside nas células T sem causar danos detectáveis ou doença clínica.

O CMV infecioso pode ser libertado nos fluidos corporais de qualquer pessoa infetada e pode ser encontrado na urina, saliva, sangue, lágrimas, sémen e leite materno. A libertação do vírus pode ocorrer de forma intermitente, sem quaisquer sinais ou sintomas detectáveis[62] .

CMV EM INDIVÍDUOS IMUNOCOMPETENTES

Pederson, Hornsleth et al, em 1993, tentaram diagnosticar a reativação do citomegalovírus a partir de soros de doentes com ulcerações aftosas recorrentes (UAR) utilizando subclasses de anticorpos específicos (IgG, IgM, IgA). O resultado do estudo apoiou a hipótese de as recorrências de UAR do tipo "minor" estarem associadas à reativação do CMV latente[34] .

Virtanen et al 1995 verificaram o possível envolvimento do citomegalovírus nas úlceras da mucosa oral pelo seu papel no desenvolvimento de ulceração noutros locais da mucosa do trato gastrointestinal. Biópsias incisionais de 29 pacientes consecutivos e aparentemente imunocompetentes atendidos no Departamento de Patologia Oral, Finlândia, foram examinadas para ulceração oral por histopatologia, bem como hibridização in situ com CMV biotinilado. As úlceras com ADN do CMV foram encontradas na mucosa labial e uma na mucosa palatina posterior. Os seus resultados indicam que o CMV pode ser encontrado em úlceras da mucosa oral em adultos aparentemente imunocompetentes[26] .

Wreghitt, Teare, Sule, Devi et al, em 2003, avaliaram e discutiram vários sintomas associados à infeção por citomegalovírus em 7630 doentes imunocompetentes dos Laboratórios de Saúde de Cambridge, Londres. As amostras de soro foram obtidas e testadas para a imunoglobulina M do CMV. Os sintomas mais frequentes foram mal-estar (67%), febre (46%), suores (46%) e resultados anormais das provas de função hepática (69%)[16] .

Doumas, Vladikas, Papagianni et al, em 2007, da Grécia, discutiram a relação entre o citomegalovírus humano e a doença oral e maxilo-facial associada. Concluíram que as ulcerações orais associadas ao CMV eram inespecíficas, de longa duração, solitárias ou numerosas, dolorosas ou indolores, de tamanho médio e superficiais[19] .

Petros I Rafailidis, Eleni G Mourtzoukou et al, em 2008, analisaram e recuperaram 89 artigos que relatavam a infeção grave por CMV em doentes aparentemente imunocompetentes e o papel potencial do tratamento antiviral para estas infecções durante um período de 1950 a 2007. Entre estes relatos, o trato gastrointestinal (colite) e o sistema nervoso central (meningite, encefalite e mielite transversa) foram os locais mais frequentes de infeção grave por CMV. As manifestações noutros sistemas orgânicos incluíram distúrbios hematológicos (anemia hemolítica, trombocitopenia), trombose do sistema vascular venoso ou arterial, envolvimento ocular (uveíte) e doença pulmonar (pneumonite)[15] .

INFECÇÃO POR CITOMEGALOVÍRUS EM INDIVÍDUOS IMUNOCOMPROMETIDOS

A infeção por CMV é uma das principais causas de doença e morte em doentes imunocomprometidos, incluindo os receptores de transplantes de órgãos, os doentes submetidos a hemodiálise, os doentes com cancro, os doentes que recebem medicamentos imunossupressores e os doentes infectados pelo VIH. Em doentes com um sistema imunitário deprimido, a doença relacionada com o CMV pode ser muito mais agressiva.

Patra et al., 1999, investigaram um total de 6580 biopsias endoscópicas da mucosa de 6323 doentes num período de 8 anos para deteção de corpos de inclusão do CMV no Christian Medical College, Vellore, Índia. A presença de úlceras foi analisada e confirmada em 54 dos doentes. Dos 54 doentes com infeção por CMV, 37 eram imunocomprometidos e 17 aparentemente imunocompetentes. A prevalência máxima de inclusões foi na mucosa esofágica em indivíduos imunocomprometidos. As inclusões atípicas foram observadas mais frequentemente em indivíduos imunocomprometidos, sugerindo que as inclusões típicas são o resultado final da infeção viral e da resposta tecidular num hospedeiro imunocompetente[25] .

Hosey et al, em 2002, estudaram se o citomegalovírus está associado ao crescimento gengival excessivo em 34 receptores pediátricos de enxertos de fígado tratados com ciclosporina de Glasgow e Brimingham. Foi utilizado um índice de gravidade do crescimento gengival excessivo para medir a prevalência e a gravidade do crescimento gengival excessivo. Não foi encontrada qualquer relação entre o CMV e o crescimento gengival excessivo[23] .

Tarkan et al, em 2008, relataram o caso de uma lesão oral ulcerativa num homem de 67 anos com nefropatia diabética e doença renal em fase terminal, que era CMV IgG negativo, do Departamento de Medicina, Brigham, EUA. Recebeu um transplante renal de um dador falecido de um dador CMV IgG positivo. O recetor desenvolveu lesões orais graves associadas ao CMV cinco meses após o transplante, uma em cada gengiva inferior esquerda, na língua lateral direita e na mucosa bucal, apesar da profilaxia com valganciclovir e na ausência de viremia detetável de CMV. O diagnóstico foi confirmado após uma coloração de imunoperoxidase utilizando anticorpo anti-CMV e múltiplas biópsias das lesões, as amostras mostraram ulceração e alterações citopáticas virais consistentes com o CMV, incluindo "olhos de coruja" intranucleares 17.

CMV E INFECÇÃO PELO VIH

Langford et al, em 1990, observaram ulcerações orais associadas a infeção por CMV por citomegalovírus em quatro doentes com manifestações de SIDA que apresentavam contagens baixas de CD4 em Berlim, Alemanha. As culturas de vírus de amostras de urina e saliva foram positivas para CMV em todos os casos. As lesões caracterizavam-se por um aspeto perfurado, não endurecido, baixa tendência hemorrágica e ausência de parede inflamatória. A microscopia ótica revelou tecido de granulação contendo células do tipo olho de coruja em todos os espécimes. A presença de CMV foi confirmada por imunohistoquímica e hibridização in situ[33] .

Berman e Jenson, em 1990, relataram o primeiro caso de CMV intraósseo num homem branco seropositivo para o VIH de 43 anos que desenvolveu um inchaço recorrente no maxilar esquerdo após a extração de dois dentes mandibulares cariados. Tinha antecedentes de PCP, Sarcoma de Kaposis e candidíase esofágica. A ressecção de uma porção da mandíbula revelou tecido de granulação com inclusões de CMV nas células endoteliais da lesão. Após a biopsia oral, o doente desenvolveu retinite por CMV. Concluíram que a osteomielite deve ser acrescentada à lista de infecções causadas pelo CMV em doentes com Síndrome de Imunodeficiência Adquirida[34] .

Leggot et al, em 1992, analisaram as várias manifestações clínicas orais que ocorrem em crianças seropositivas do nordeste dos Estados Unidos. Relataram uma série de manifestações orais de etiologia desconhecida em pessoas com infeção por VIH, sendo a mais comum o aumento das glândulas salivares. O aumento da glândula parótida foi relatado como sendo muito mais comum em crianças do que em adultos. Concluíram que a ulceração do tipo apthous e as lesões orais associadas à trombocitopenia parecem ser pouco frequentes nas crianças. As manifestações orais de lesões ou verrugas causadas por papilomavírus, condiloma acuminado, histoplasmose e toxoplasma gondii,

Cryptococcus neoformans, citomegalovírus oral e infecções por mycobacterium avium - intracellulare eram pouco frequentes na população pediátrica[32] .

Dodd et al 1993 relataram um caso de infeção oral por CMV num homem homossexual seropositivo de 35 anos da Universidade da Califórnia, São Francisco, com uma contagem de linfócitos CD4 de 10 células por microlitro. No exame intra-oral, verificou-se uma ulceração da mucosa gengival. O exame histopatológico revelou uma úlcera não específica da mucosa coberta por material necrótico com

células sugerindo infeção por CMV. O exame imunohistoquímico com anticorpo monoclonal anti-CMV revelou uma coloração nuclear intensa em algumas células. Seis semanas após o diagnóstico de ulceração oral associada ao CMV, foram encontradas evidências de retinite por CMV[31] .

Jones et al, em 1993, relataram seis exemplos, para além de nove exemplos bem documentados, de infecções intra-orais por citomegalovírus na Universidade da Florida, em Nova Iorque, e descobriram que o CMV é uma das causas mais comuns de infecções virais oportunistas potencialmente fatais em doentes com Síndrome de Imunodeficiência Adquirida. Concluíram que é necessário reconhecer o CMV oral, que é uma causa pouco comum de ulceração intra-oral em doentes com VIH. Esta lesão pode representar um sinal precoce de infeção disseminada por CMV[29] .

Glick, Muzyka et al, em 1994, relataram lesões orais em 454 pacientes da Universidade da Pensilvânia que vieram a uma clínica dentária ambulatória, em pessoas com lesões específicas e uma contagem de células CD4 inferior a 200 células por microlitro. A contagem média de células CD4 nos doentes com ulcerações associadas ao citomegalovírus foi de 36,7 células por mm cúbico[2] 8.

Greenberg, Dubin e Stewart et al, em 1995, estudaram um grupo de 31 doentes com síndroma de imunodeficiência adquirida com contagens de CD4 inferiores a 150 células por microlitro. Estes doentes faziam parte de um estudo mais vasto sobre o CMV efectuado pela Divisão de Doenças Infecciosas da Faculdade de Medicina da Universidade da Pensilvânia[9] . Foi recolhida saliva inteira para deteção do ácido desoxirribonucleico do citomegalovírus através da Reação em Cadeia da Polimerase. Foi encontrada uma forte relação estatística entre o ADN do citomegalovírus salivar e a xerostomia, o que sugere que o citomegalovírus pode ser uma causa de disfunção das glândulas salivares em doentes com síndrome de imunodeficiência adquirida com contagens baixas de CD4[27] .

Vargas, Mauad et al, em 2003, no seu estudo retrospetivo de 100 doentes que morreram com SIDA nos Países Baixos, relataram 9 doentes com infeção por CMV detectada pelo anticorpo anti CMV. Também afirmaram na sua conclusão que as infecções e outras lesões das glândulas parótidas são mais frequentes na SIDA avançada[21] .

Esteban Daude'n,; Guadalupe FeriuCndez-Buezo et al, em 2001, investigaram e tentaram elucidar o papel patogénico do citomegalovírus nas lesões mucocutâneas de 17 doentes infectados pelo VIH com CMV do Departamento de Dermatologia, Patologia e Microbiologia, Madrid, Espanha, utilizando amostras de biópsia das lesões e analisando-as por microscopia ótica, imunohistoquímica e análise microbiológica (cultura viral padrão e técnica de frasco de concha). Verificaram que a maioria das lesões onde o CMV foi encontrado eram úlceras nas áreas perianal, genital e perigenital. A descoberta do CMV foi confirmada em todos os casos por microscopia ótica. Concluíram que o CMV não desempenha qualquer papel patogénico significativo nas lesões cutâneas em que é encontrado[24] .

Kempen et al, em 2003, acompanharam prospectivamente e relataram 589 doentes com retinite por CMV da coorte de retinite por CMV da John Hopkins, em Baltimore, para avaliar a relação entre o tratamento anti-citomegalovírus (CMV) e a reconstituição imunitária em resposta à terapêutica antirretroviral altamente ativa (HAART) no risco de mortalidade de doentes com retinite por CMV e síndrome de imunodeficiência adquirida. Os pacientes que usaram HAART durante o acompanhamento tiveram um risco 81% menor de mortalidade do que os pacientes que não usaram. Concluíram que a SIDA e a retinite por CMV têm um elevado risco de mortalidade, mas a HAART reduz substancialmente esse risco[22] .

Lambert et al, em 2004, relataram um caso de um homem de 47 anos com Síndrome de Imunodeficiência Adquirida (SIDA) resistente a múltiplos medicamentos, que apresentava uma úlcera na parte lateral direita do calcanhar, internado no Yale - New Haven Hospital, em Boston. O doente tinha antecedentes de retinite por CMV tratada com êxito, com uma antigénese de CMV de 2000 U, uma contagem de CD4 de 20 células por microlitro e uma carga viral de VIH de 7, 15, 000 cópias por ml. Uma biopsia dessa região revelou muitas células endoteliais grandes e irregulares com grandes inclusões intranucleares basófilas, nalgumas células rodeadas por halos claros. Estudos imuno-histoquímicos mostraram reatividade ao antigénio do CMV nas células endoteliais. Sugeriram que a úlcera poderia ser o resultado de uma infeção disseminada por via hematogénica ou de uma reativação no interior das células endoteliais[20] .

Majumdar, Mandai et al., em 2007, relataram um caso de um indivíduo seropositivo para o VIH-1 de 34 anos de idade, de Calcutá, na Índia Oriental, que estava a fazer terapêutica antirretroviral e cuja contagem de CD 4 era de 114 células por microlitro, que se queixava de fraqueza bilateral dos membros inferiores há 6 semanas e de palidez sintomática. Os níveis de IgG do citomegalovírus estavam elevados em 2,813 mg/dl (< 0,9 normal). O exame histopatológico da medula óssea revelou uma medula celular com eritropoiese deprimida, caraterísticas de diseritropoiese, maturação normal dos granulócitos, megacariopoiese aumentada e caraterísticas de displasia sugestivas de infeção por CMV[38] .

CMV E SÍNDROME INFLAMATÓRIA DE RECONSTITUIÇÃO IMUNITÁRIA

A síndrome inflamatória da reconstituição imunitária (IRIS) é definida como a ocorrência ou o agravamento de parâmetros clínicos e/ou laboratoriais apesar de um resultado favorável nos marcadores de substituição do vírus da imunodeficiência humana[12] . Foi descrita pela primeira vez no final da década de 1990 em doentes seropositivos para o VIH com *retinite por citomegalovírus* e doença do complexo Mycobacterium avium após o início da terapêutica antirretroviral[12] .

Uma carga viral elevada antes do início da terapêutica antirretroviral altamente ativa (HAART) ou uma descida rápida da carga viral após a HAART parece ser um fator preditivo importante para a IRIS. Outros factores de risco incluem a presença de uma infeção ativa ou subclínica por agentes patogénicos oportunistas na altura do início da HAART. A IRIS está mais frequentemente associada a infecções por micobactérias e *CMV*; por conseguinte, as manifestações clínicas resultantes desta síndrome podem ser prontamente tratadas se forem reconhecidas no momento certo[12] .

Karavellas et al, em 1999, descreveram e analisaram prospectivamente os registos de todos os doentes com retinite por CMV de 1996 a 1998 na Universidade da Califórnia, em San Diego. Descreveram uma síndrome de inflamação intraocular do segmento posterior que causa perda de visão em doentes com síndrome de imunodeficiência adquirida e retinite por citomegalovírus. Esta síndrome foi associada a uma recuperação imunitária mediada por um tratamento antirretroviral combinado que incluía inibidores da protease[40] .

Cassoux et al, em 1999, discutiram e analisaram 325 doentes com contagens de CD4 inferiores a 50 células por microlitro através de um exame de rastreio da retina ao nível dos cuidados primários em clínicas de SIDA em cinco países da África Subsariana e do Sudeste Asiático. Vinte por cento dos doentes tinham retinite por CMV, normalmente não diagnosticada anteriormente. Concluíram que a HAART era altamente eficaz na redução da carga viral do VIH e no aumento da contagem de linfócitos T CD4, resultando assim num intervalo prolongado sem recaídas[41]

Meer e Altini et al, em 2006, recuperaram e demonstraram 20 casos de sarcoma de Kaposi oral da Universidade de Witwatersrand, na África do Sul, e o seu possível significado para a infeção por citomegalovírus. Examinaram histopatologicamente e verificaram que todos os 20 casos apresentavam a presença de ADN do HHV8 e cinco doentes apresentavam co-infeção com sequências de CMV nas suas lesões orais. Concluíram que o sarcoma de Kaposi poderia atuar como um reservatório para o vírus CMV, fornecendo assim uma fonte para o vírus se disseminar para outros locais à medida que a imunossupressão se agrava[42] .

Heiden et al, em 2007, analisaram os dados disponíveis do Camboja, África, Tailândia, Myanmar e China, descrevendo o problema da retinite por CMV em locais com poucos recursos. De acordo com as suas observações nos países ocidentais na era anterior à HAART, cerca de 1/3 dos doentes com SIDA sofriam de retinite por CMV potencialmente cegante. A infeção extraocular por CMV no SNC, no trato gastrointestinal e noutros órgãos contribuiu para a mortalidade relacionada com a SIDA[18] .

Ortega, Ceballos - Salbrena et al em 2007 verificaram a possível associação entre a síndrome inflamatória de reconstituição imune (IRIS) e manifestações orais em 105 pacientes do Hospital Carlos Hoya, México. Entre estes pacientes a contagem média de CD4 subiu de 105,97 para 330,29, a manifestação oral mais comum foi o aumento da parótida (57,14%) seguido de candidíase (46,15%). Concluíram que o aumento da glândula parótida encontrado na população estudada pode ser um evento da IRIS[37] .

Kartik K Venkatesh e Kumarasamy et al, em 2008, analisaram as alterações nas manifestações oculares do VIH nas eras pré e pós HAART no seu centro de investigação da SIDA em Chennai, na Índia. Descreveram os dois primeiros casos, um doente com retinite por CMV e o outro com endoftalmite endógena, de envolvimento ocular do VIH[36] .

Em 2010, Muller et al fizeram uma revisão e uma meta-análise para determinar a incidência e a letalidade da síndrome em relatórios publicados entre 2000 e 2009 com uma série de infecções oportunistas previamente diagnosticadas, e examinaram a relação entre a ocorrência e o grau de imunodeficiência. Verificaram que, em doentes com doença definidora de SIDA previamente diagnosticada, a IRIS se desenvolveu em 37. 7 % das pessoas com retinite por citomegalovírus[35] .

DETECÇÃO DE CMV POR REACÇÃO EM CADEIA DA POLIMERASE

Warren et al, em 1992, compararam métodos rápidos para a deteção do CMV a partir da saliva de crianças infectadas pelo CMV de forma congénita e perinatal e compararam-nos com a cultura tradicional de tecidos do vírus. A PCR foi utilizada para amplificar um segmento de 300 pb do gene gB do CMV e também foi utilizado o método de cultura em microtítulo reforçado por centrifugação com anticorpo monoclonal para a deteção de focos fluorescentes de antigénio precoce. A saliva foi recolhida com zaragatoas bucais de crianças com idades compreendidas entre 1 mês e 14 anos que tinham tido uma infeção perinatal ou pré-natal pelo CMV. No total, foram testadas 201 amostras; 46 foram positivas em ambos os testes, 9 amostras mostraram apenas antigenemia, 54 amostras foram positivas apenas por PCR e 102 amostras foram negativas em ambos os testes. Concluíram que a PCR foi, em média, positiva durante um período de tempo mais longo[53] .

Boland et al 1992 compararam a sensibilidade e a adequação da deteção da infeção ativa por citomegalovírus utilizando anticorpos monoclonais e PCR contra o antigénio do CMV nos granulócitos. 19 receptores de transplante de coração e 2 de pulmão foram monitorizados de perto por estes testes durante pelo menos 5 meses após o transplante. Concluíram que tanto a PCR como a antigenemia eram técnicas muito sensíveis para a deteção da reinfeção ativa pelo CMV. A PCR também se revelou positiva em doentes sem outras evidências de infeção ativa por CMV, o que indica que, após o transplante, o ADN do CMV pode estar presente nos granulócitos do sangue periférico, apesar de não ser possível detetar o antigénio do CMV e a infeção aberta pelo CMV[54] . **Correia et al, em 2007,** investigaram o efeito do transplante alogénico de células estaminais (TCTH) na disseminação do citomegalovírus obtido a partir de esfregaços da mucosa oral por nested PCR e o seu impacto na sobrevivência dos doentes. Foram incluídos neste estudo 124 doentes com TCTH e 124 voluntários saudáveis. As zaragatoas orais da mucosa bucal foram recolhidas antes, após 100 dias e 1 ano de HSCT. Embora nenhum dos indivíduos do grupo de controlo tenha apresentado esfregaços positivos para CMV, a frequência de esfregaços orais positivos para CMV nos doentes 100 dias após o TCTH foi estatisticamente mais elevada do que antes e um ano após o TCTH. Assim, provando que a identificação do CMV pode ser importante para o diagnóstico precoce da infeção por CMV em alo-TCTH[44] .

Lucht, Brytting, Bjerregaard et al, em 1998, estudaram e observaram a presença de ADN do citomegalovírus e do Herpesvírus Humano 6, 7 e 8 na saliva de 44 doentes infectados com o vírus da imunodeficiência humana do tipo 1 em diferentes fases da doença e em 15 controlos saudáveis seronegativos para o VIH, utilizando a técnica de PCR aninhada. O achado mais comum foi o ADN tanto do HHV 6 como do HHV 7 (detectado em 28 de 59 amostras), seguido do ADN do CMV, do HHV 6 e do HHV 7 (7 de 59) e do HHV 7 isolado (7 de 59). Concluíram que a deteção de ADN do CMV e de ADN do HHV 8 na saliva se correlacionava positivamente com a gravidade da imunodeficiência induzida pelo VIH 1, mas a presença de ADN do CMV não se correlacionava com qualquer sintoma oral específico[51]

Boivin et al., em 1998, determinaram a carga de ADN do CMV em leucócitos polimorfonucleares (PMNL) e amostras de plasma de 106 indivíduos infectados pelo vírus da imunodeficiência humana em risco de desenvolver doença por CMV. A sensibilidade, a especificidade e os valores preditivos positivos e negativos da PCR qualitativa em reação utilizando PMNL para a presença de doença por CMV foram de 100%, 58%, 38% e 100%, respetivamente, em comparação com 70%, 93%, 74% e 92% para a PCR qualitativa do plasma e 93%, 92%, 76% e 98% para a PCR quantitativa de PMNL utilizando um ponto de corte de 16 000 cópias por ml. Concluíram que a melhor estratégia para o diagnóstico destes indivíduos se baseia na avaliação quantitativa da carga de ADN viral no PMNL[52] .

Spector et al, em 1999, estudaram e demonstraram a presença e a quantidade de ADN do CMV no plasma de 619 doentes com SIDA avançada, utilizando o ensaio Roche Amplicor. Concluíram que a carga viral do CMV é independente da carga viral do VIH-1 na previsão da doença e da sobrevivência do CMV. Os seus resultados indicam que, em doentes com SIDA avançada, a carga de ADN do CMV é um marcador independente da doença e da sobrevivência do CMV e é mais preditiva do que a carga de ARN do VIH-1[62] .

Humar et al, em 1999, analisaram prospectivamente a utilização clínica da carga viral plasmática baseada na PCR quantitativa para prever o desenvolvimento de doença ativa por CMV em 97 receptores consecutivos de transplante de fígado do Departamento de Medicina do Canadá. O ponto de corte ideal para a carga viral situou-se no intervalo de 2000-5000 cópias/ml. Concluíram que a determinação da carga viral plasmática por PCR quantitativa era útil para prever a doença por CMV e podia ser utilizada numa estratégia preventiva[57].

Ammatuma, Campisi, Giovannelli et al., em 2001, determinaram e estudaram a prevalência de CMV - ADN em citobrushings orais saudáveis, linguais e bucais, da mucosa de doentes infectados com VIH e de doentes com transplante renal da clínica ambulatória da Universidade de Palermo, Itália. Concluíram que o CMV estava presente com menos frequência e, quando presente, era detetável por PCR a partir de escovagens epiteliais da mucosa bucal[50] .

Rao M et al, em 2002, analisaram o perfil da infeção e da doença por CMV na população de transplantados renais do Departamento de Nefrologia, Christian Medical College and Hospital, Vellore. Referiram que a prevalência da doença clínica por CMV após o transplante era de cerca de 30 %. O diagnóstico da doença por CMV baseou-se em critérios clínicos e virológicos orientados, como a PCR e a positividade da IgM, com uma combinação de uma doença semelhante ao CMV na presença de um marcador laboratorial de infeção ativa[39] .

Priya K, Madhavan HN et al, em 2003, tentaram padronizar uma PCR multiplex (mPCR) a partir de amostras intra-oculares de pacientes com retinite viral para a deteção de um ou mais vírus (vírus herpes simplex, vírus varicela zoster ou citomegalovírus), a fim de reduzir o período de tempo necessário para a reação em cadeia da polimerase uniplex. Utilizando os iniciadores da PCR uniplex (uPCR), foi desenvolvida e padronizada uma mPCR aninhada para a deteção simultânea dos vírus; a m PCR e a u PCR foram aplicadas em 9 espécimes armazenados e 38 espécimes prospectivos. A especificidade e a sensibilidade da m PCR e da u PCR foram concordantes com as da u PCR. Concluíram que a m PCR é uma ferramenta de diagnóstico rápida, específica e sensível na retinite viral, em comparação com a u PCR, e que a m PCR consome menos tempo e é mais económica[47] .

Mujtaba et al., 2003, fizeram uma tentativa ativa de detetar a co-infeção ativa pelo CMV em doentes com VIH/SIDA, utilizando três ensaios e comparando as taxas de positividade nos dois grupos. Utilizaram a reação em cadeia da polimerase para o gene precoce imediato do CMV, o ensaio antigenaemia pp65 e o IgMELISA para detetar a presença de co-infeção por CMV em 37 doentes com SIDA e 32 doentes saudáveis seropositivos para o VIH. Trinta trabalhadores de laboratório saudáveis serviram como controlos normais. Dos 37 doentes com SIDA, 12 (32,4%) apresentaram uma reação positiva por PCR e apenas 4 doentes foram positivos pelo ensaio de antigénio. Nenhum dos controlos apresentou positividade em nenhum dos testes. A diferença nas taxas de positividade da PCR entre os seropositivos para o VIH e os doentes com SIDA foi significativa, provando que a PCR é um instrumento poderoso para a deteção do CMV no sangue e é superior ao ensaio de antigénese[48] .

Pathanapitoon Kessara et al, em 2005, avaliaram o valor de diagnóstico da PCR realizada no vítreo, no aquoso e na conjuntiva para a deteção do citomegalovírus em doentes com SIDA com um diagnóstico clínico de retinite por citomegalovírus, em 24 doentes que tinham uma retinite por citomegalovírus com diagnóstico clínico não tratado e em 15 doentes imunocompetentes. O citomegalovírus foi detectado em 16, 9 e 3 de 24 amostras vítreas, aquosas e conjuntivais de doentes com SIDA, com diagnóstico clínico de retinite por citomegalovírus não tratada; e num doente de 15 amostras vítreas, aquosas e conjuntivais de doentes imunocompetentes com doença vitreorretiniana. A utilização da PCR na deteção do citomegalovírus em amostras vítreas, aquosas e conjuntivais teve uma especificidade igual de 93% e uma sensibilidade de 67, 37 e 12%, respetivamente[49] .

Sowmya P, Madhavan HN et al, em 2006, padronizaram o método ótimo de deteção do ADN do CMV, visando três regiões diferentes do genoma, utilizando a PCR aninhada para a região de transformação morfológica (mtrII), a PCR uniplex para a glicoproteína O (g O) e o gene UL 83 em 92 amostras clínicas consecutivas obtidas de 74 doentes imunocomprometidos com suspeita clínica de doença por CMV. Com base nos resultados da antigenemia pp65 como padrão de ouro, foram calculados a sensibilidade e a especificidade, o valor preditivo positivo e o valor preditivo negativo para cada PCR.

A PCR que visa a região mtr II apresentou uma sensibilidade mais elevada (100%) e um valor preditivo negativo (100%) do que as outras duas PCR na deteção do ADN do CMV[46] .

Yamamoto, Marcia Mussi, Marin et al em 2006 avaliaram a utilidade da saliva como amostra para o rastreio neonatal da infeção congénita por CMV em comparação com a urina quando processada por PCR. Foram obtidas amostras de saliva e urina de 1923 bebés, dos quais 28 (1,45%) estavam infectados com CMV. Registou-se uma concordância de 99,7% entre os resultados de ambas as amostras. A excreção de CMV foi semelhante quando a PCR foi aplicada a amostras de urina (1,3%) ou de saliva (1,2%). Concluíram que as amostras de saliva são igualmente úteis para a identificação do ADN do CMV em programas de rastreio de grande utilização[45] .

Brantsaeter, Holberg e Jeansson et al, em 2007, tentaram demonstrar a utilidade diagnóstica da reação em cadeia da polimerase quantitativa do CMV no plasma de 125 doentes seropositivos para o VIH e o CMV que faleceram durante o período de 1991 a 2002 e nos quais foi efectuada autópsia. Foi efectuada uma biopsia de órgãos relevantes, corada com Hematoxilina e Eosina e confirmada com imunohistoquímica. Dos 125 doentes incluídos, 53 tinham doença por CMV, 37 dos quais foram diagnosticados pela primeira vez na autópsia. Vinte e sete dos 53 doentes com doença por CMV (51%) e 10 dos 72 doentes sem doença por CMV (14%) tinham viremia detetável na última amostra de plasma colhida antes da morte em pelo menos uma amostra. Com um ponto de corte de 10 000 cópias por ml, a especificidade e o valor preditivo positivo foram de 100%. Concluíram que a PCR quantitativa para o CMV é melhor utilizada para excluir, em vez de excluir, a doença por CMV em indivíduos infectados pelo VIH com risco elevado[43] .

RESULTADOS

GRUPOS DE ESTUDO:

GRUPO I (n = 5):

O Grupo I era constituído por 5 doentes seropositivos para o VIH, confirmados por western blot ou ensaio imunoenzimático (ELISA). Todos os participantes no estudo eram do sexo masculino, com uma **idade** média de 34 ± 2,35 anos.

As **lesões sistémicas** mais comuns constituíam a retinite por CMV (100%), a manifestação seguinte mais frequentemente observada foi a tuberculose (100%). Todos os indivíduos a quem foi diagnosticada tuberculose estavam a tomar medicação antituberculose. Todos os doentes deste grupo tinham também antecedentes de hepatoesplenomegalia e linfadenopatia generalizada. Um doente tinha uma psicose adicional (anexo 1) como complicação devido ao estado avançado da SIDA.

No primeiro grupo, **as lesões orais eram constituídas por** gengivite e cárie dentária (100%), úlceras orais não específicas (20%), candidíase (20%), quelite angular (20%), pigmentação intra-oral (20%). Três dos pacientes deste grupo também se queixaram de xerostomia (75%). (anexo 3)

Todos os doentes apresentavam contagens de CD4 inferiores a 100, com uma média de 67,8 células por milímetro cúbico ± 23,18. Três dos cinco indivíduos seropositivos para o VIH (60%) estavam a fazer terapêutica antirretroviral altamente ativa **(HAART)**, composta por 2 NRTI e 1 NRTI. Os medicamentos HAART foram iniciados 15 dias, um mês e três meses, respetivamente, em três doentes antes do seu recrutamento para este estudo.

GRUPO II (n = 5):

No grupo II, 5 indivíduos eram seronegativos para o VIH. Este grupo também era composto por 5 homens e a **idade** média dos doentes deste grupo era de 28,20 anos ± 4,76 anos. Todos apresentavam retinite por CMV. **As lesões orais** consistiam em gengivite (100%), cárie dentária (100%) e úlcera não específica (20%). Quatro doentes tinham queixas subjectivas de xerostomia (80%). Um doente tinha antecedentes de transplante renal há um ano (20%) e estava a tomar acetato de prednisona.

EXTRACÇÃO DE ADN CMV:

A extração de ADN do CMV foi feita a partir de todas as amostras de saliva, de acordo com o protocolo detalhado na metodologia. Todas as amostras tinham mais de 50ng/µl de ADN.

CARGA VIRAL E INTERPRETAÇÃO DO GRÁFICO DO ESTUDO:

A técnica de PCR em tempo real envolve a amplificação e a deteção da carga viral **"EM TEMPO REAL"**, ou seja, à medida que o processo decorre.

O gráfico: O gráfico é constituído por um eixo "x" e um eixo "y" (Gráfico I, II).

O eixo "x" representa o número de ciclos de uma reação de PCR. No nosso estudo, 45 ciclos foram definidos como o padrão de reação, uma técnica comprovada por **Madhavan et al em 2003.** O eixo "y" mostra o intervalo em que os flurofores (apêndice 2) apresentam excitação ou a intensidade da fluorescência.

Os padrões: Uma abordagem muito precisa para a quantificação absoluta é a utilização da co-amplificação competitiva de um ácido nucleico de controlo interno de concentração conhecida (padrões) e de um ácido nucleico alvo de tipo selvagem (amostras) de concentração desconhecida.

A curva de amplificação ideal de uma PCR em tempo real, quando representada como intensidade de fluorescência contra o número de ciclos, é uma curva de crescimento sigmoidal típica. A amplificação precoce não pode ser observada porque o sinal de deteção é indistinguível do fundo. Em condições ideais, a quantidade de amplicon aumenta a uma taxa de um log $_{10}$ por cada três ciclos. À medida que os primers e as enzimas se tornam limitantes e os produtos inibidores da PCR se acumulam, a reação abranda, entrando numa **fase de transição (TP),** acabando por atingir a **fase de planalto (PP)**, em que o aumento do rendimento do produto é reduzido ou nulo. O ponto em que a fluorescência passa de níveis insignificantes para níveis claramente detectáveis é designado por **ciclo limiar** (CT), e este valor é utilizado no cálculo da quantidade de modelo durante a PCR quantitativa em tempo real. Quanto mais elevada for a carga viral, mais baixo será o valor do ciclo limiar[69] .

No nosso estudo, foram analisadas 4 amostras seropositivas para o VIH e 2 amostras seronegativas para o VIH na primeira fase da experiência. (Gráfico 1). No grupo I, das 4 amostras seropositivas para o VIH colocadas nesta reação, duas tinham uma carga viral detetável. Trata-se do Vrf 5736 /10, com um limiar de concentração de 37,78 e uma carga viral de 1.351 cópias/ml, e do Vrf 5737/10, com um limiar de concentração de 24,11 e uma carga viral de 5.386.741 cópias/ml. Não se registaram cargas virais detectáveis em 2 amostras do Grupo I e 2 amostras do Grupo II.

Na segunda fase da experiência, foram analisadas 1 amostra seropositiva e 3 amostras seronegativas (gráfico 2). Nesta fase, apenas uma amostra, ou seja, a Vrf 6896 /10, que era a única amostra seronegativa para o VIH, teve uma resposta positiva com um limiar de concentração de 12,58 e uma carga viral de 29 077 876 cópias/ml. Não se registaram cargas virais detectáveis numa amostra do Grupo I e em 2 amostras do Grupo II.

Taxa média de fluxo salivar não estimulado (USFR), Questionário:

A saliva não estimulada foi recolhida e medida tanto no grupo I como no grupo II. A USFR padrão foi considerada como 0,12 - 0,16 **(Navasesh et al, 1993).** A taxa média de fluxo não estimulado no grupo I foi de 0,2080 ± 0,107, enquanto no grupo II foi de 0,3380 ± 0,194 ($p < 0,05$).

De entre as 18 perguntas **(APÊNDICE** 3), foram analisadas e comparadas entre os dois grupos as respostas a 7 perguntas que contribuíam significativamente para a verificação da xerostomia **(Balasunadaram et al, 2003)**. A resposta à pergunta se existe uma sensação de secura

TABELAS E GRÁFICOS

INTERPRETAÇÃO DO GRUPO DE ESTUDO; GRÁFICO 1:

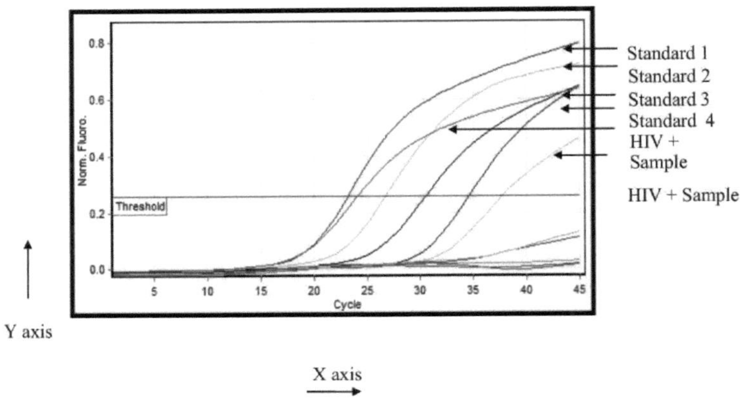

	Standards
	HIV positive samples **HIV positive samples crossing threshold**
	HIV negative sample
	Negative control

QUADRO 1

S no.	Colour	Name	Type	Ct	Given Conc (copies/ ml)	Calc Conc (copies/ ml)	% Var
1		S 1	Standard	23.22	10,000,000	9,222,566	7.8%
2		S2	Standard	26.75	1,000,000	1,082,036	8.2%
3		S 3	Standard	30.54	100,000	108,883	8.9%
4		S 4	Standard	34.61	10,000	9,203	8.0%
5		Vrf 5736/10	Unknown	37.78		1,351	
6		Vrf 5737/10	Unknown	24.11		5,386,741	
7		Vrf 5738/10	Unknown				
8		Vrf 5739/10	Unknown				
9		Vrf 5740/10	Unknown				
10		Vrf 5741/10	Unknown				
12		NC	NTC				

INTERPRETAÇÃO DO GRÁFICO DO GRUPO DE ESTUDO 2:

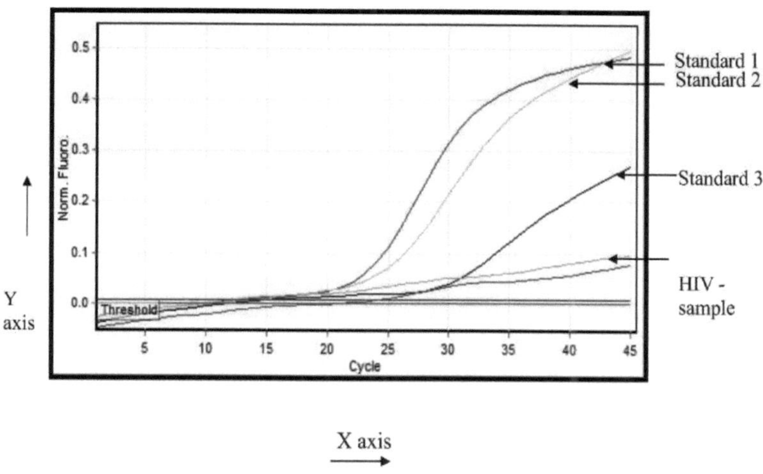

	Standards
	HIV positive samples
	HIV negative sample **HIV negative sample crossing threshold**
	Negative control

QUADRO 2

No.	Colour	Name	Type	Ct	Given Conc (copies/ ml)	Calc Conc (copies/ ml)	% Var
1		Std 1	Standard	12.66	25,000,000	24,786,286	0.9%
2		Std 2	Standard	13.85	2,500,000	2,543,297	1.7%
3		Std 3	Standard	15.06	250,000	247,863	0.9%
5		Vrf 6893/10	Unknown				
6		Vrf 6894/10	Unknown				
7		Vrf 6895/10	Unknown	24.37			
8		Vrf 6896/10	Unknown	12.58		29,077,876	
10		Nc	NTC				

FOTOGRAFIAS

QUADROS CLÍNICOS

Figura 9: CANDIDÍASE

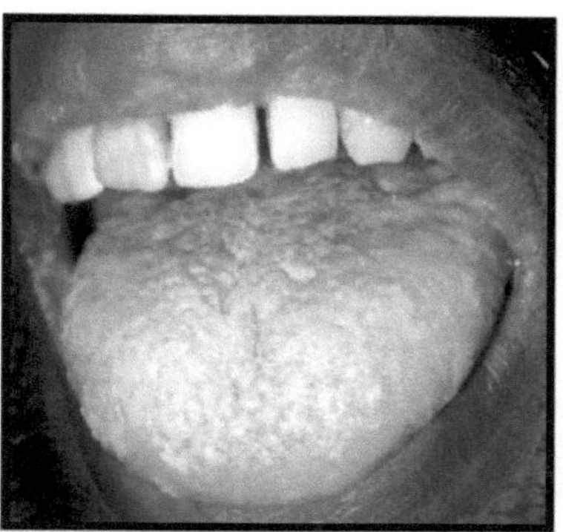

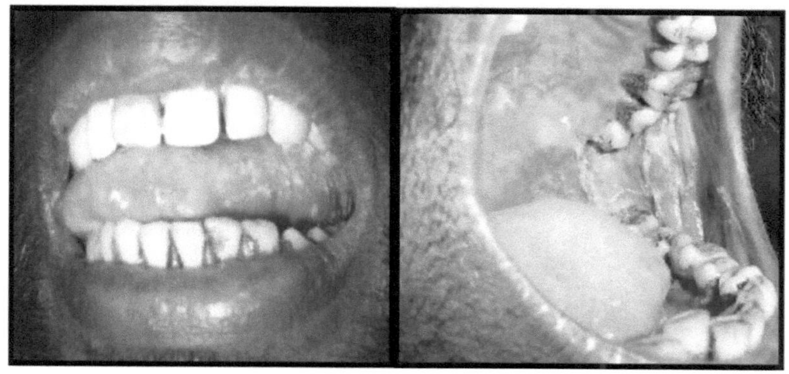

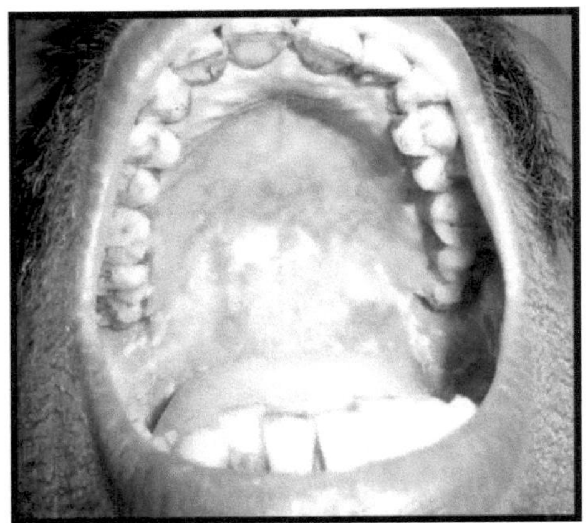

Figura 10: Úlceras intra-orais não específicas

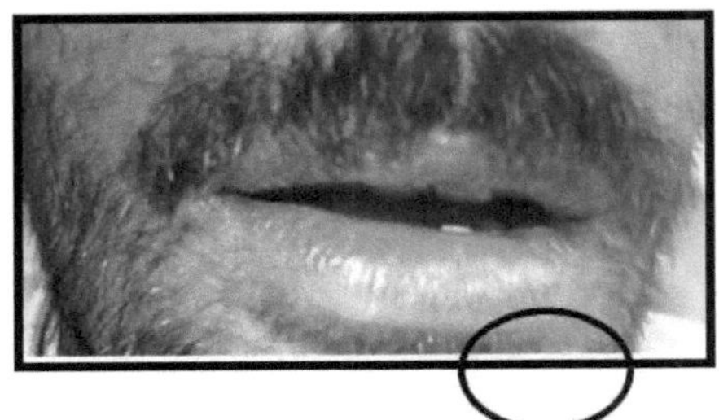

Figura 11: Quelite angular

Figura 12 e 13: Retinite por CMV diagnosticada por técnica de lâmpada divididaZOftalmoscopia indireta

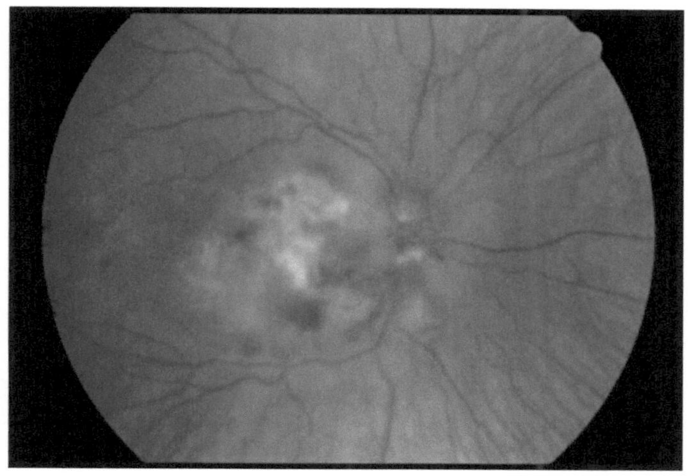

Figura 13

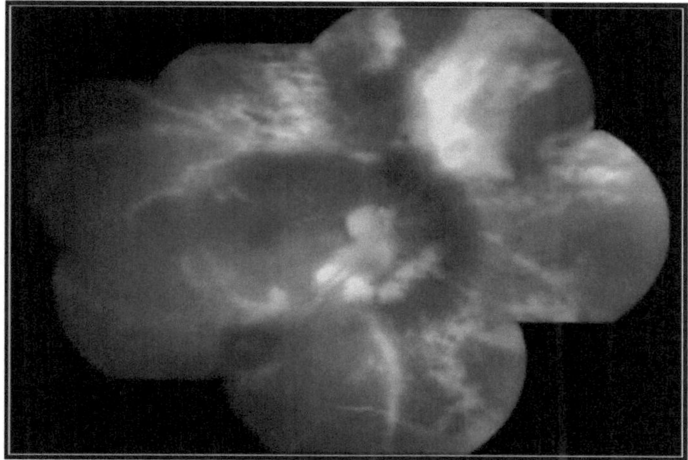

ARMAMENTO DE EXTRACÇÃO DE ADN

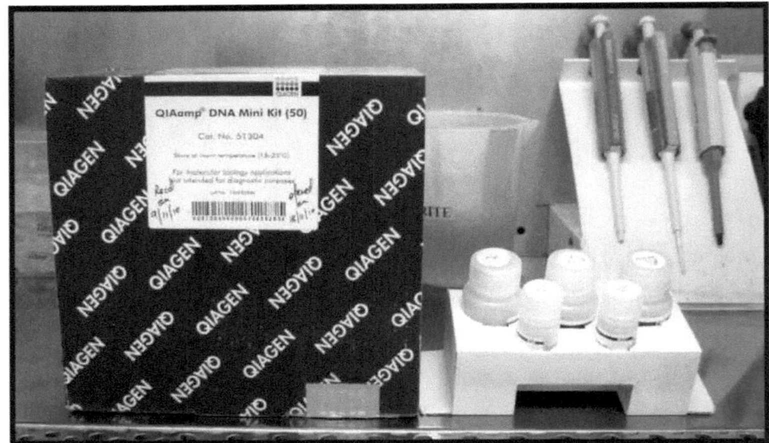

Figura 14: Kit de extração de ADN

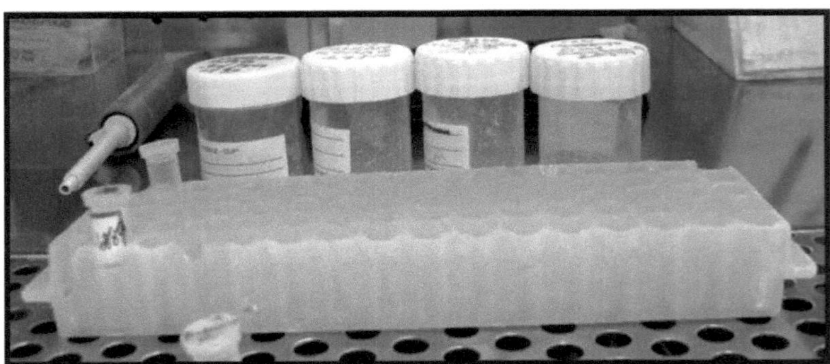

Figura 15: Amostras de saliva para extração de ADN

Figura 16: Incubadora

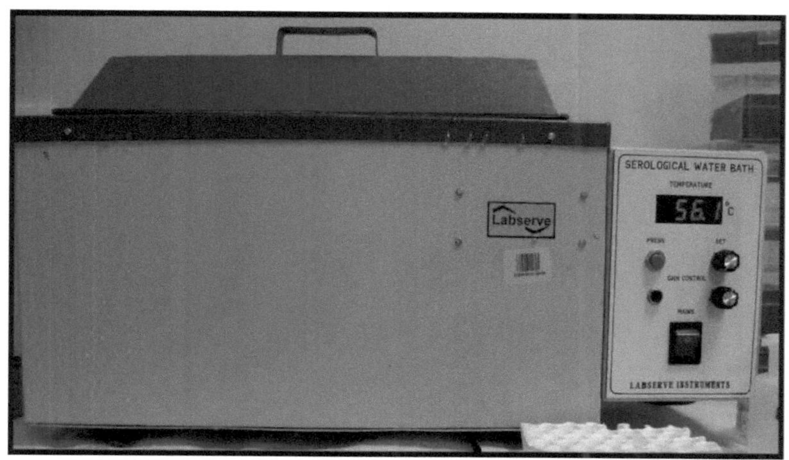

Figura 17: microcentrifugadora

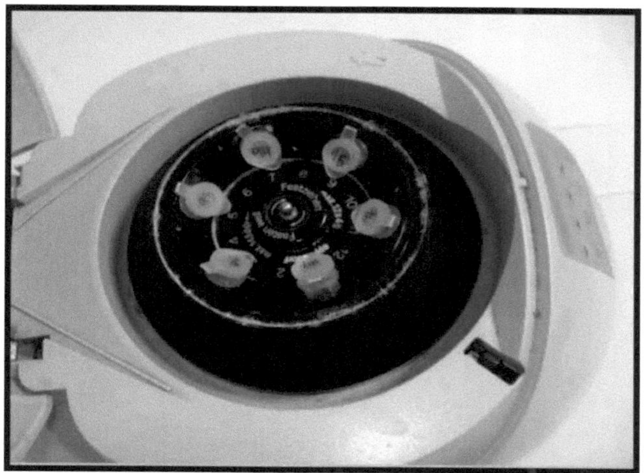

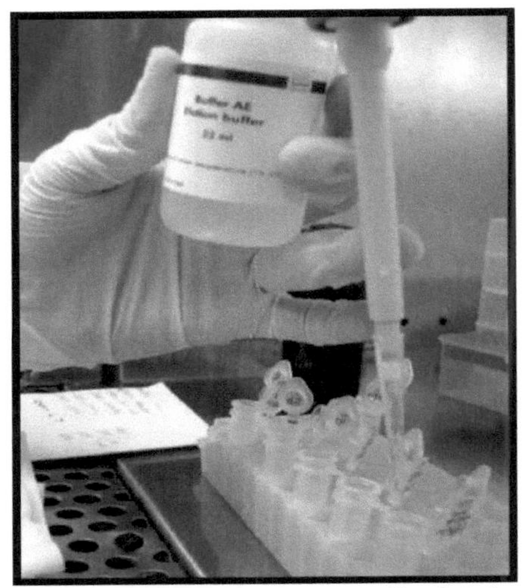

Figura 18: Adição do tampão de eluição

ARMAMENTO EM TEMPO REAL

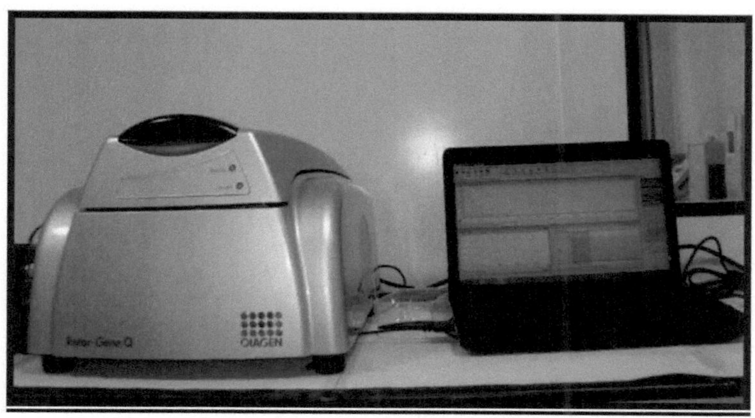

Figura 19: Máquina de PCR em tempo real

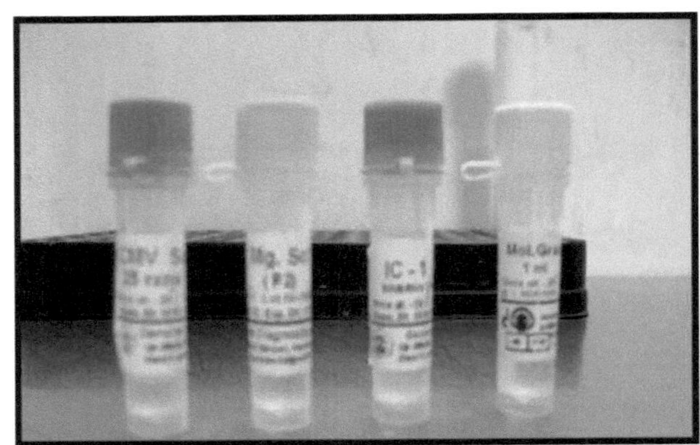

Figura 20: super mistura: iniciador, magnésio, controlo interno, água de grau molecular

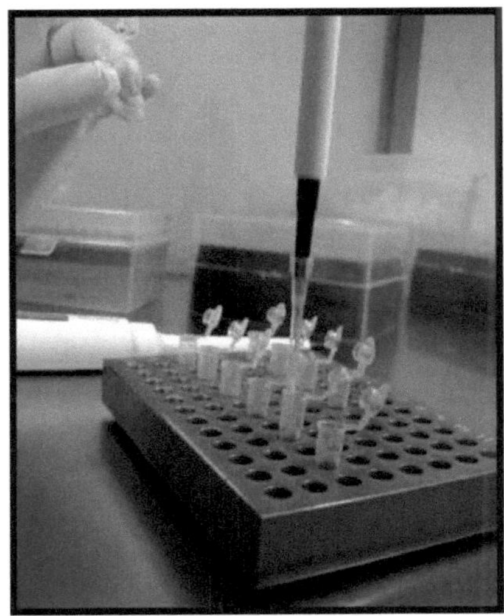

Figura 21: Adicionar normas

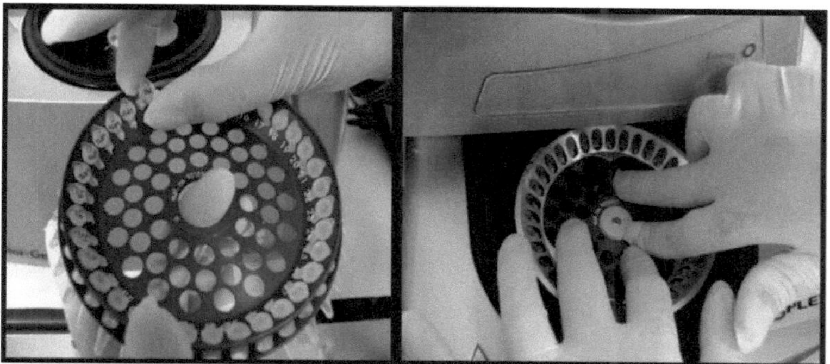

Figura 22: Colocação na máquina em tempo real

DISCUSSÃO

O VIH/SIDA é um complexo de sintomas caracterizado por infecções oportunistas que se manifestam secundariamente à imunossupressão. As lesões orais podem preceder as lesões sistémicas. Raramente podem ser o sintoma de apresentação ou o único sintoma em doentes infectados pelo VIH e podem afetar a qualidade de vida destes doentes. As lesões orais podem apresentar-se em até 50% dos doentes com infeção por VIH e em até 80% dos doentes com diagnóstico de SIDA. Estas lesões são paralelas ao declínio da contagem de células CD4 e ao aumento da carga viral. São indicadores importantes da progressão da doença e da imunossupressão. A sua importância foi demonstrada e realçada por muitos investigadores[5,65] .

O CMV é uma das principais causas de morbilidade em doentes com infeção por VIH. Apesar do tratamento, a retinite por CMV causa uma perda visual substancial, especialmente em doentes com uma contagem baixa de CD4[32] . O CMV tem sido implicado na patogénese de úlceras intra-orais e na disfunção das glândulas salivares em doentes imunocomprometidos[27] . Existem estudos em que o CMV foi detectado em úlceras intra-orais por meios histológicos, hibridação insitu, imunohistoquímica e PCR qualitativa[26,27] . Muito poucos estudos utilizaram a PCR quantitativa para detetar o ADN do CMV na saliva de pessoas com imunossupressão; **Rhinow e Schmidt-Westhausen 2003** determinaram quantitativamente o ADN do CMV na saliva de 20 doentes com transplante de medula óssea e de células estaminais, **Craig S Miller et al 2006** investigaram e calcularam uma prevalência de 34% em múltiplos herpesvírus humanos da saliva por PCR em tempo real de pessoas infectadas com VIH, **Yoshikawa et al em 2005** analisaram a excreção e quantificaram 3 herpesvírus beta, incluindo o CMV, na saliva de doentes com doenças do tecido conjuntivo. Tanto quanto sabemos, este é o primeiro estudo em que o CMV é quantificado na saliva de doentes seropositivos para o VIH e foi feita uma tentativa de correlação com os achados orais da infeção por CMV.

O CMV é o maior membro da família de vírus do herpes e é responsável por uma percentagem significativa de infecções virais assintomáticas em todo o mundo. Estima-se que até 80% de todos os adultos e 94% de todos os homens homossexuais com idades compreendidas entre os 18 e os 29 anos sejam portadores de anticorpos contra o CMV. O vírus é endémico, devido à sua presença em todos os fluidos corporais. O CMV foi encontrado no sangue, leite materno, secreções cervicais, saliva, sémen, fezes, lágrimas e urina de doentes infectados[26] . **Lucht et al 1998** tentaram detetar o CMV na saliva de 44 doentes infectados pelo VIH em diferentes fases da doença e de 15 controlos saudáveis e concluíram que a deteção do ADN do CMV na saliva se correlacionava positivamente com a gravidade da imunodeficiência induzida pelo VIH 1. No nosso estudo, utilizámos **a saliva como ferramenta de diagnóstico** para detetar e identificar o ADN do CMV em todos os doentes que apresentavam retinite por CMV e cujas contagens de CD4 eram inferiores a 100 células /cumm .

O CMV causa uma infeção disseminada transmitida pelo sangue associada a células endoteliais, leucócitos mononucleares e polimorfonucleares, sendo mais frequentemente isolado do plasma do que da saliva[52] . **Brantsaeter Arne e Holberg Mona - Peterson et al, em 2007,** demonstraram a utilidade diagnóstica da PCR quantitativa do CMV no plasma de 125 doentes seropositivos para o VIH e o CMV. **Pathanapitoon Kessara et al, em 2005,** detectaram o citomegalovírus em doentes com SIDA com um diagnóstico clínico de retinite por citomegalovírus em 24 doentes com retinite por citomegalovírus diagnosticada clinicamente e não tratada e em 15 doentes imunocompetentes.

Foi postulado que o CMV pode ser detectado na saliva se o vírus se disseminar para uma glândula salivar. **Greenberg et al 1995** conseguiram detetar o ADN do CMV na saliva de 60% do seu grupo de estudo (n = 10) para determinar uma ligação entre o CMV na saliva e a disfunção da glândula salivar em doentes infectados com VIH. **Greenberg et al, em 1997,** no seu grupo de estudo prospetivo, detectaram uma relação entre a xerostomia e a presença de citomegalovírus na saliva de 13 pacientes com VIH e uma queixa de xerostomia e taxas de fluxo salivar normais. Em nosso estudo, a taxa de fluxo salivar normal variou de 0,05 ml/min a 0,32ml/min no grupo I e de 0,06 a 0,57 ml/min no grupo II, sendo que a menor taxa de fluxo salivar normal foi observada nos pacientes soropositivos para o HIV com carga viral de 52.21.965 cópias/ml e em um paciente soronegativo para o HIV com carga viral de 29.077.876 cópias/ml. Observámos que o doente seronegativo para o VIH também tinha um transplante renal e estava sob terapêutica imunossupressora. Este facto explica a elevada carga viral e a xerostomia neste doente. Esses achados provavelmente poderiam sugerir o envolvimento das glândulas salivares em nossos indivíduos pela infeção por CMV, em concordância com o relato de **Greenberg et al.**

Conforme documentado na literatura, tem-se postulado que o CMV é um importante vírus causador de ulceração da região mucocutânea. A presença de CMV nas células endoteliais destas úlceras pode ser um reflexo de vasculopatia sistémica ou pode contribuir diretamente para o processo ulcerativo focal, quer como fator causal quer como fator de manutenção[26] . No nosso estudo, foram observadas **ulcerações intra-orais** num doente do grupo VIH positivo que tinha uma carga viral de CMV de 52, 21.965 cópias/ml. Do mesmo modo, **Williams et al., em 1960,** relataram o primeiro caso de CMV intra-oral, descrevendo ulcerações orais num homem seropositivo para o VIH, as ulcerações envolviam os lábios superior e inferior. O doente expirou um mês após o desenvolvimento das ulcerações orais. **Langford et al, em 1990,** também observaram quatro doentes com ulcerações orais associadas a citomegalovírus disseminado em doentes com VIH **Lucht e Brytting et al, em 1998,** observaram a presença de ADN do CMV na saliva de 44 doentes infectados com VIH com ulcerações intra-orais. **Anne Cale Jones et al, em 1993,** relataram 6 casos de CMV que afectavam a cavidade oral, uma doença que envolvia o osso, uma associada à SK, uma à histoplasmose e as restantes ao herpes simplex.

No nosso estudo, um doente seronegativo para o VIH apresentava úlceras orais com uma carga viral de CMV de 29.077.876 cópias/ml; que também foi submetido a um transplante renal há um ano. Isto está em concordância com **Lopez-Pintor RM, Hernández et al em 2009**, que relataram 6 casos de úlceras intra-orais em pacientes de transplante renal que eram seronegativos para o VIH.

Não foi detectada **qualquer carga viral** na saliva dos outros doentes (Grupo I: 3 seropositivos para o VIH; Grupo II: 4 seronegativos para o VIH), apesar de a sua retinite por CMV ser positiva. **Masaru Ihira et al, em 2003,** só conseguiram isolar o ADN do CMV de 92 de 279 amostras de saliva de indivíduos seropositivos e não conseguiram obter uma resposta de outros indivíduos, tendo atribuído o mesmo a possíveis inibidores da PCR na saliva; **Greenberg et al, em 1997,** isolaram o ADN do CMV de 6 de 10 amostras de saliva e atribuíram a falta de expressão nas restantes 4 a inibidores da PCR. **Rocha, Vargas et al, em 2008,** encontraram uma expressão elevada do inibidor da proteinase leucocitária salivar (SLPI) nas secreções mucosas de doentes com SIDA e afirmaram que a ausência de excreção viral do CMV na saliva poderia dever-se ao aumento da expressão do SLPI. A ausência de excreção viral na saliva e a sua consequente indetectabilidade pela máquina de PCR em tempo real poderia também ser explicada pelo possível tropismo ocular do vírus e pela capacidade limitada de disseminação no sangue, levando assim a uma fraca agregação na glândula salivar e reduzindo assim a excreção salivar.

Foi postulado que **as ulcerações orais** induzidas **pelo CMV** podem ser utilizadas como precursoras das manifestações sistémicas do **CMV; Dodd et al, em 1993,** relataram um caso de ulceração intra-oral num doente do sexo masculino de 35 anos, em que a manifestação oral surgiu seis semanas antes do diagnóstico de retinite por CMV. Num outro caso relatado, **Berman e Jenson et al, em 1990,** isolaram e identificaram inclusões de CMV nas células endoteliais lesionais de uma área infetada na mandíbula de um doente seropositivo para o VIH. O mesmo doente desenvolveu posteriormente retinite por CMV

No nosso estudo, a carga viral do CMV estava acima do nível limiar em indivíduos com úlceras intra-orais e naqueles que tinham xerostomia, como confirmado pelas suas respostas ao questionário e USFR. Este estudo inicial foi concebido para determinar a correlação entre o vírus CMV e os achados orais. Embora existam limitações a este estudo, afirmamos que a infeção por CMV em doentes seropositivos para o VIH afecta as glândulas salivares e manifesta-se como úlceras não específicas intraorais. Assim, colocamos a hipótese de as úlceras não específicas poderem ser consideradas como um potencial precursor da retinite por CMV, que tem complicações fatais, especialmente nos doentes que apresentam xerostomia. O nosso estudo também estabelece que a saliva pode ser recomendada como uma ferramenta de diagnóstico para quantificar o CMV.

RESUMO E CONCLUSÃO

RESUMO

Este estudo foi realizado para detetar e quantificar o CMV na saliva de doentes seropositivos e seronegativos para o VIH com retinite ativa por CMV e co - relacioná-lo com úlceras orais.

- Foram incluídos no estudo 5 doentes seropositivos para o VIH e 5 doentes seronegativos para o VIH.
- Todos os participantes no estudo eram do sexo masculino.
- A idade média dos doentes no grupo de estudo era de 35,12 anos e no grupo de controlo era de 28,68 anos.
- As úlceras orais estavam presentes em dois doentes, um no Grupo I e outro no Grupo II.
- O CMV pode estar implicado em doentes cujas contagens de CD4 são inferiores a 100 células/mm^3
- Foi efectuada a extração de ADN de todas as amostras e quantificado o citomegalovírus
- O ADN do CMV foi quantificado na saliva em 2 amostras do grupo I e em 1 amostra do grupo II, acima do limite de limiar, utilizando a RT-PCR.
- A saliva pode ser utilizada como uma ferramenta de diagnóstico eficaz para avaliar o nível de CMV no organismo.

CONCLUSÃO

No nosso estudo, os doentes com retinite por CMV apresentavam úlceras intra-orais não específicas e xerostomia. Foi detectada uma carga viral significativa de CMV nestes doentes. Com base neste achado, afirmamos que o CMV pode ser considerado como uma etiologia da úlcera oral que se apresenta clinicamente como não específica. Levantamos a hipótese de que estas úlceras não específicas que não respondem ao tratamento regular, em doentes imunocomprometidos, podem ser um potencial precursor da retinite por CMV, que tem complicações fatais. Concluímos também que a saliva pode ser uma ferramenta de diagnóstico recomendada para quantificar a carga viral do CMV, especialmente nos doentes que apresentam xerostomia.

São necessários mais estudos para melhorar os métodos utilizados para detetar o ADN do CMV e as técnicas de recolha de amostras, de modo a esclarecer melhor a infeção pelo CMV e a sua prevalência na cavidade oral de doentes seropositivos para o VIH.

BIBLIOGRAFIA

1. Weinert M, Grimes RM, Lynch DP. Manifestações orais da infeção pelo VIH. Ann Int Med. 1996;125:485-96.
2. Ranganathan K, Hemalatha R. Lesões orais na infeção pelo VIH em países em desenvolvimento: uma visão geral. Adv Dent Res. 2006;19:63-8.
3. Ranganathan K, Umadevi M, Saraswathi TR, Kumaraswamy N, Solomon S. Oral lesions and conditions associated with human immunodeficiency virus infection in 1000 South-Indian patients. Ann Acad Med Singapore. 2004;33(suppl):37-42.
4. Greenspan D, Greenspan JS. Doença oral relacionada com o VIH. Lancet. 1996;348:729-33.
5. Felefli S, Flaitz CM. Verrugas orais em indivíduos infectados pelo VIH. RITAI. 2000;6(3).
6. Epstein JB, Silverman S Jr. Doenças malignas da cabeça e do pescoço associadas à infeção pelo VIH. Oral Surg Oral Med Oral Pathol. 1992;73:193-200.
7. Glenn J. Cytomegalovirus infections following renal transplantation (Infecções por citomegalovírus após transplante renal). Rev Infect Dis. 1981;3:1151-78.
8. Greenberg MS, Glick M, Nghiem L, Stewart JC, Hodinka R. Relação do citomegalovírus com a disfunção das glândulas salivares em doentes infectados pelo VIH. Oral Surg Oral Med Oral Pathol. 1997;83:334-9.
9. Schoidt M. Doença das glândulas salivares associada ao VIH: uma revisão. Oral Surg Oral Med Oral Pathol. 1992;73:164-7.
10. Schoidt M, Greenspan D, Daniels TE, et al. Aumento da glândula parótida e xerostomia associada a sialadenite labial em doentes infectados com VIH. J Autoimmune. 1989;2:415-25.
11. Forbes BA. Acquisition of Cytomegalovirus Infection: an Update. Clin Microbiol Rev. 1989;2:204-16.
12. Murdoch DM, Venter WD, Van Rie A, Feldman C. Immune reconstitution inflammatory syndrome (IRIS): review of common infectious manifestations and treatment options. AIDS Res Ther. 2007;4.
13. Oram JD, Downing RG, Akrigg A, Dollery AA, Duggleby RG. Utilização de plasmídeos recombinantes para investigar a estrutura do genoma do citomegalovírus humano. J Gen Virol. 1982;59:111-29.

1 4.Stinski MF, Thomsen DR, Stenberg RM, Goldstein LC. Organization and expression of the immediate early genes of human cytomegalovirus. J Virol. 1983;46:1-14.

15. Rafailidis PI, Mourtzoukou EG, Varbobitis IC. Infeção grave por citomegalovírus em doentes aparentemente imunocompetentes: uma revisão sistémica. Virol J. 2008;5:47.

16. Wreghitt TG, Teare EL, Sule O, Devi R, Rice P. Cytomegalovirus Infection in Immunocompetent Patients (Infeção por Citomegalovírus em Pacientes Imunocompetentes). Clin Infect Dis. 2003;37:1603-6.

17. Tarkan JL, Woo SB, Pavlakis M, Johnson SR, Chrieac LR, Chimienti SN. Spotting the owl: surreptitious cytomegalovirus disease in a renal transplant recipient. Clin Transplant. 2008;22:391-5.

18. Heiden D, Ford N, Wilson D, Rodriguez WR. Cytomegalovirus retinitis: the neglected disease of the AIDS pandemic. PLoS Med. 2007;4(12)

19. Doumas S, Vladikas A, Papagianni M, Kolokotronis A. Human cytomegalovirus-associated oral and maxillofacial disease. Clin Microbiol Infect. 2007;13:557-9.

20. Lambert EM, Strasswimmer J, Lazova R, Anataya RJ. Úlcera por Citomegalovírus. Arch Dermatol. 2004;140:1088-9.

21. Vargas PA, Mauad T, Bohm GM, Saldiva PHN, Almeida OP. Envolvimento da glândula parótida na SIDA avançada. Oral Dis. 2003;9:55-61.

22. Kempen JH, Jabs DA, Wilson LA, Dunn JP, West SK. Mortality risk for patients with cytomegalovirus retinitis and acquired immune deficiency syndrome (Risco de mortalidade para pacientes com retinite por citomegalovírus e síndrome de imunodeficiência adquirida). Clin Infect Dis. 2003;37:1365-73.

23. Hosey MT, Davison SM, Gordon G, Shaw L, Kelly DA. Cytomegalovirus and cyclosporin induced gingival overgrowth in children with liver grafts. Int J Paediatr Dent. 2002;12:236-
4 3.

24. Dauden E, Fernandez-Buezo G, Fraga J, Cardenoso L, Garcia-Diez A. Presença mucocutânea de citomegalovírus associada à infeção pelo vírus da imunodeficiência humana. Arch Dermatol. 2001;137:443-8.

25. Patra S, Samal SC, Chacko A, Mathan VI, Mathan M. Cytomegalovirus infection of

the human gastrointestinal tract. J Gastroenterol Hepatol. 1999;14:973-6.

26. Leimola-Virtanen R, Happonen RP, Syrjanen SM. Citomegalovírus (CMV) e Helicobacter pylori (HP) encontrados em úlceras da mucosa oral. J Oral Pathol Med. 1995;24:14-9.

27. Greenberg MS, Dubin G, Stewart JC, Cumming CG, MacGregor RR. Relationship of oral disease to the presence of cytomegalovirus DNA in the saliva of AIDS patients. Oral Surg Oral Med Oral Pathol Oral Radiol Endod. 1995;79:175-9.

28. Glick M, Muzyka BC, Lurie D, Salkin LM. Manifestações orais associadas a doenças relacionadas com o VIH como marcadores de imunossupressão e SIDA. Oral Surg Oral Med Oral Pathol. 1994;77:344-9.

29. Jones AC, Freedman PD, Phelan PD, Baughman RA, Kerpel SM. Infecções por citomegalovírus da cavidade oral. Relato de seis casos e revisão da literatura. Oral Surg Oral Med Oral Pathol. 1993;75(1):76-85.

30. Pedersen A, Hornsleth A. Recurrent aphthous ulceration: a possible clinical manifestation of reactivation of varicella zoster or cytomegalovirus infection. Oral Surg Oral Med Oral Pathol. 1993;22:64-7.

31. Dodd CL, Winkler JR, Heinic GS, Daniels TE, Yee K, Greenspan D. Infeção por citomegalovírus que se apresenta como infeção periodontal aguda num doente infetado com o vírus da imunodeficiência humana. J Clin Periodontol. 1993;20:282-5.

32. Leggot PJ. Manifestações orais da infeção pelo VIH em crianças. Oral Surg Oral Med Oral Pathol. 1992;73:187-92.

33. Langford A, Kunze R, Timm H, Ruf B, Reichert P. Ulcerações orais associadas ao citomegalovírus em doentes infectados pelo VIH. J Oral Pathol Med. 1990;19:71-6.

34. Berman S, Jensen J. Cytomegalovirus induced osteomyelitis in a patient with the acquired immunodeficiency syndrome. South Med J. 1990;83:1231-2.

35. Muller M, Wandek S, Colebunders R, Attia S, Furrer HF. Immune reconstitution inflammatory syndrome in patients starting antiretroviral therapy for HIV infection: a systemic review and meta analysis. Lancet. 2010;10:497-505.

36. Venkatesh KK, Biswas J, Kumarasamy N. Impact of highly active antiretroviral therapy on ophthalmic manifestations in human immunodeficiency virus/acquired

immune deficiency syndrome. Indian J Ophthalmol. 2008;56:391-3.

3 7.Ortega KL, Ceballos-Salobrena A, Gaitan-Cepeda LA, Magalhaes MG. Manifestações orais após a reconstituição imunitária em doentes com VIH sob HAART. Int J STD AIDS. 2008;19:305-8.

38. Majumadar S, Mandal SK, Banyaopadhyay D, Roy Chowdhary S, Chakroborty PP, Mitra K. Multiorgan involvement due to cytomegalovirus infection in AIDS. Braz J Infect Dis. 2007;11(1):176-8.

39. Rao M. Infeção por citomegalovírus após o transplante renal: a experiência indiana. Indian J Nephrol. 2002;12:16-24.

40. Karavellas MP, Plummer DJ, Macdonald JC, Torriani FJ, Shufelt CL, Azen SP, Freeman WR. Incidence of immune recovery vitritis in cytomegalovirus retinitis patients following institution of successful highly active antiretroviral therapy. J Infect Dis. 1999;179:697-700.

41. Cassoux N, Bodaght B, Katlama C, LeHoang P. CMV retinitis in the era of HAART. Ophthalmology. 1999;106:1562-70.

42. Kupperman BD. Resistência emergente ao CMV. Clin Infect Dis. 2002;34(11):1583-4.

43.Said W, Chien K, Tasaka T, Sun N. Disseminated cytomegalovirus infection and Kaposi's sarcoma in an AIDS patient. Um relato de caso e revisão da literatura. Cancer. 1991;68:1978-82.

44. Lawrence RW, Lin RY. Leucoplasia pilosa oral e infeção pelo vírus da imunodeficiência humana. Ann Intern Med. 1993;118:79-81.

4 5.Schiodt M, Porter SR, Scully C. Leucoplasia pilosa oral: Relato de um caso. AIDS. 1989;3:57-60.

46. Greenspan D, Greenspan JS, Conant M, Petersen V, Silverman SJ. Leucoplasia "peluda" oral em homossexuais masculinos: Evidência de associação com o papilomavírus e o vírus da imunodeficiência humana. Lancet. 1984;12:831-4.

47. Jacobson MA, Berger TG, Fikrig S, Elkin S. Infeção pelo vírus varicela-zoster resistente ao aciclovir após terapêutica oral crónica com aciclovir em doentes com a síndrome da imunodeficiência adquirida. Ann Intern Med. 1990;112:187-91.

48. Patel R, Paya CV. Infecções em receptores de transplantes de órgãos sólidos. Clin

Microbiol Rev. 1997;10(1):86-124.

49. Hess G, Funk ML, Bass JW. Aciclovir no tratamento da varicela em crianças saudáveis. Pediatr Infect Dis J. 1988;7:600-3.

50. Jabs DA, Enger C, Bartlett JG. Cytomegalovirus retinitis and acquired immunodeficiency syndrome (Retinite por citomegalovírus e síndrome da imunodeficiência adquirida). Arch Ophthalmol. 1989;107:75-80.

51. Looker KJ, Magaret AS, Turner KM, Vickerman P, Gottlieb SL, Newman LM. Estimativas globais de infecções prevalentes e incidentes pelo vírus herpes simplex tipo 2 em 2012. PLoS One. 2015;10(1)

52. Koozekanani D, Vijayaraghavan R. Síndrome de necrose retiniana aguda bilateral causada pelo vírus herpes simplex tipo 1. Am J Ophthalmol. 2002;134:134-5.

53. Knodell RG, Canto JM. Hepatite por vírus herpes simplex. Gastroenterology. 1978;74:925-8.

54. May DB, Baker DL, Sayegh R. Hepatite por vírus do herpes simplex em adultos: Uma revisão e relato de dois casos tratados com aciclovir. Am J Med. 1985;78:281-90.

55. Chapman LE, Adcroft KJ, Hook EW, Grimes JM. Human papillomavirus infection in women infected with the human immunodeficiency virus (Infeção pelo papilomavírus humano em mulheres infectadas pelo vírus da imunodeficiência humana). Am J Obstet Gynecol. 1992;166:1317-24.

56. Moscicki AB. Infecções por HPV em adolescentes. Dis Markers. 2007;23:229-34.

57. Halpern MS, Kegeles SS, Learmont J, Petry H, Kumar B, Narayan M. Human papillomavirus DNA in human immunodeficiency virus type 1 -positive men with anogenital condylomata acuminata. J Infect Dis. 1993;167:914-7.

58. Dalianis T. Human papillomavirus and human immunodeficiency virus in the head and neck cancer. Papillomavirus Report. 1998;9:59-64.

59. Centros de Controlo de Doenças. Epidemiologia do VIH/SIDA - Estados Unidos, 1981-2005.
MMWR. 2006;55:589-92.

60. Centros de Controlo de Doenças. Tuberculose no VIH/SIDA - Estados Unidos, 1982-1991. MMWR. 1992;41:241-8.

61. Centros de Controlo de Doenças. Pneumonia por Pneumocystis jiroveci - Estados Unidos, 1988-1997.
MMWR. 1997;47:947-52.
62. Wang H, Liu S, Jia M, Wang G, Shi S, Li N, Wang Y. Manifestação oral do VIH/SIDA na China Ocidental: um estudo clínico de 312 casos. Int J STD AIDS. 2008;19(4):241-4.
63. Greenspan D, Greenspan JS. Manifestações orais da infeção pelo VIH. AIDS Clin Rev.
1990;10(1):1-7.
64. Sharma G, Mathur R, Duggal S. Oral lesions in HIV/AIDS patients undergoing ART in a resource-constrained setting in India. Int J STD AIDS. 2008;19(5):288-9.
65. Miziara ID, Weber R, Bueno V. Candidíase oral e leucoplasia pilosa oral em crianças submetidas à terapia antirretroviral em São Paulo, Brasil. Int J Paediatr Dent. 2008;18(3):187-9.
66. Neville BW, Damm DD, Allen CM, Bouquot JE. Patologia oral e maxilofacial. 2ª ed.
Philadelphia: WB Saunders Co; 2002.
67. Robbins SL, Kumar V, Cotran RS. Pathologic basis of disease. 7a ed. Philadelphia: WB Saunders Co; 2003.
68. Greenberg MS, Glick M. Burket's oral medicine. 11ª ed. Hamilton: BC Decker Inc; 2008.

Anexos

APÊNDICE 1

Antiviral medications for CMV infections	Foscarnet , Ganciclov ir Cidofovir
Psychosis	(from the Greek "psyche", for mind/soul, and -"-osis", for abnormal condition) means abnormal condition of the mind, and is a generic psychiatric term for a mental state often described as involving a "loss of contactwith reality

APPENDIX 2	
CMV	Cyto MegaloVirus
R	Reagents
S	Quantitation standards
W	Molecular Grade Water
Supermix	Supermix contains dntps (Deoxyribonucleotide triphosphate),Buffer, Forward and reverse primers,Probes and *Taq* DNA polymerase
Magnesium Chloride	Magnesium forms a complex with dNTP's, which is a substrate of thepolymerase enzymes.

Inhibition control	Inhibition Control Gene allows the user to determine & control possible PCR inhibition. The results can be visualized in the Joechannel.
Oligonucleotides	An oligonucleotide is a short nucleic acid polymer, typically with fiftyor fewer bases.
fluorophore	causes a molecule to be fluorescent. It is a functional group in a molecule which will absorb energy of a specific wavelength and re- emit energy at a different (but equally specific) wavelength.
FAM (for the pathogen)	Flurophore range: 470nm to 510nm6-carboxyfluorescein , (GREEN)
JOE	Flurophore range:530nm – 555nm (YELLOW)
ROX	Flurophore range:585nm – 610nm (ORANGE)
CY5	Flurophore range:625nm - 660nm (RED)
QUASAR 705	Flurophore range:680nm – 710nm (CRIMSON)
Real-time polymerase chain reaction synonyms	quantitative real time polymerase chain reactionkinetic polymerase chain reaction
Internal amplification control (IAC) / use ofstandards	The IAC included in the Reaction Mix system has been designed to validate the accuracy of the test, enabling the distinction of true negative results from false negative results caused by PCR malfunction(due to inhibition, spoilage of the PCR reagents). The IAC system consists of the independent amplification of an artificial DNA sequence, which is co-amplified with the pathogentarget DNA during the PCR run. The IAC is incorporated into theReaction Mix to a concentration that has been carefully adjusted.

Appendix 3

Xerostomia inventory

Often my mouth feels dry	*Never*	*Occasionally*	*Frequently*	*Always*
I sip liquids to aid in swallowing	Never	Occasionally	Frequently	Always
I get up in night to drink water	Never	Occasionally	Frequently	Always
My mouth feels dry while eating	Never	Occasionally	Frequently	Always
My mouth feels dry always	*Never*	*Occasionally*	*Frequently*	*Always*
Difficulty while eating	*Never*	*Occasionally*	*Frequently*	*Always*
I suck cough lollies	Never	Occasionally	Frequently	Always
Difficulty in swallowing certain foods	Never	Occasionally	Frequently	Always
Skin of my face feels dry	Never	Occasionally	Frequently	Always
My eyes feel dry	*Never*	*Occasionally*	*Frequently*	*Always*
My lips feel dry	Never	Occasionally	Frequently	Always
The inside of my nose feels dry	Never	Occasionally	Frequently	Always
Burning sensation in gums	Never	Occasionally	Frequently	Always
Burning sensation in tongue	*Never*	*Occasionally*	*Frequently*	*Always*
I feel itching sensation in gums	Never	Occasionally	Frequently	Always
I feel itching sensation in mouth	*Never*	*Occasionally*	*Frequently*	*Always*
I feel taste alterations	*Never*	*Occasionally*	*Frequently*	*Always*
I feel itching sensation in gums	*Never*	*Occasionally*	*Frequently*	*Always*

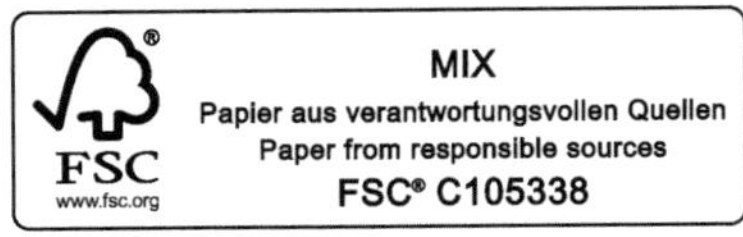

Printed by Books on Demand GmbH, Norderstedt / Germany